探索色盲的秘密，了解妙趣横生的视觉知识

趣味家庭自测色盲宝典

色盲自查图

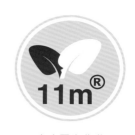

11m®

家庭医生藏书
做中国老百姓
爱看的医学生活图书

杨茂俊 编

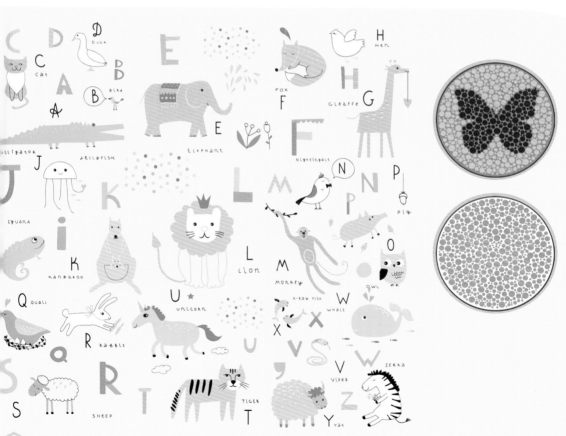

化学工业出版社
·北京·

内容提要

本检查图按照假同色原理由医学专业人员用电脑高级绘图软件绘制而成，用色准确，可用于红绿色盲、蓝色盲及全色盲的筛查。全书共100幅检查图，包括阿拉伯数字图、英文字母图、几何图形图、动物图、物体图等，图案形式既有圆点图也有碎片图。本书同时也是一本很好的人眼结构、生理、色觉的科普图书，编者用大量精美、准确的彩图将有关眼睛的结构、色觉的形成以及色盲的病理、诊断、矫治等知识展现给读者，非常适合关注健康的读者购买自查或给家人检查阅读，也适用于医疗体检部门使用。

图书在版编目（CIP）数据

色盲自查图 / 杨茂俊编 /—北京：化学工业出版社，2017.4
ISBN 978-7-122-29125-7

Ⅰ.①色… Ⅱ.①杨… Ⅲ.①色盲—眼科检查—图集 Ⅳ.①R774.1-64

中国版本图书馆 CIP 数据核字（2017）第 033925 号

责任编辑：赵兰江
责任校对：王　静　　　　　装帧设计：张　辉

出版发行：化学工业出版社（北京市东城区青年湖南街 13 号 邮政编码 1000011）
印　　装：北京画中画印刷有限公司
开　　本：787mm×1092mm　1/16　印张：8 1/2
字　　数：200 千字　2017 年 5 月北京第 1 版第 1 次印刷

购书咨询：010-64518888（传真：010-64519686）
售后服务：010-64518899
网　　址：htpp://www.cip.com.cn
凡购买本书，如有缺损质量问题，本社销售中心负责调换。

定价：38.00 元

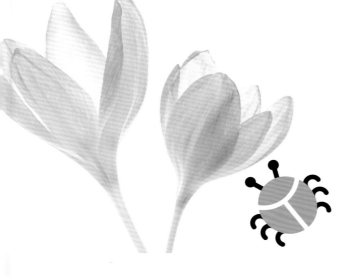

目录

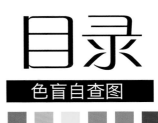

色盲自查图

眼的结构和生理

色盲的知识

色盲自查图

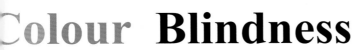

Colour Blindness

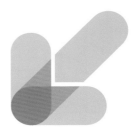

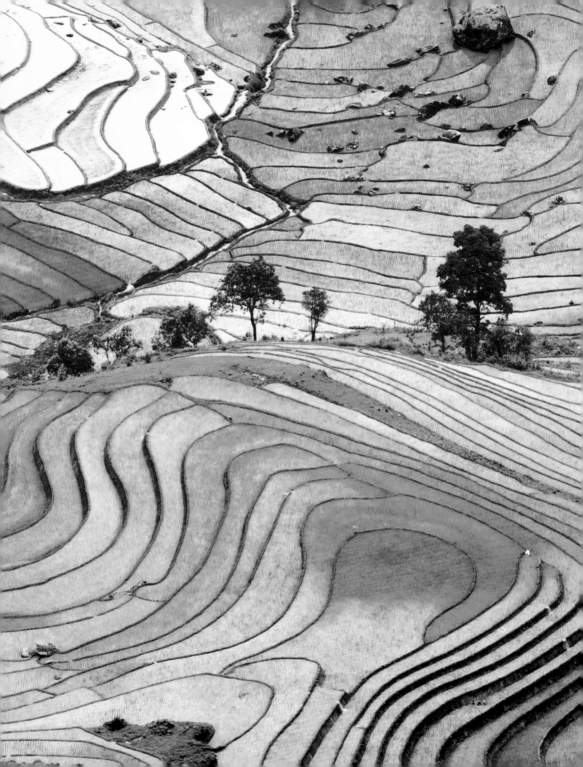

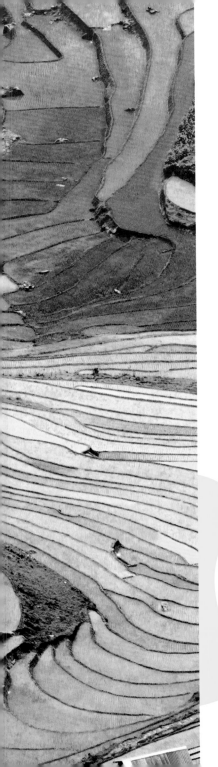

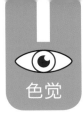

色觉

　　我们能看到颜色，是因为光反射到人眼中，引起视网膜上的视锥细胞兴奋，通过一系列的神经传导，在大脑产生色觉。光的本质是一种电磁波，不同波长的光波在人眼中呈现不同的颜色。

　　可见光的波长在 0.39 ~ 0.76 μm 范围内，由于光波的数值是逐渐递变的，所以颜色也是逐渐递变的，理论上紫色和红色之间存在无穷种颜色。

　　不过，人类的眼睛只能分辨大约一千六百多万种颜色，超过这个数目的颜色由于光线的波长相差太少，人类的眼睛不容易分辨。

可见光的波段

770 ~ 622nm	红色
622 ~ 597nm	橙色
597 ~ 577nm	黄色
577 ~ 492nm	绿色
492 ~ 455nm	蓝色
455 ~ 390nm	紫色

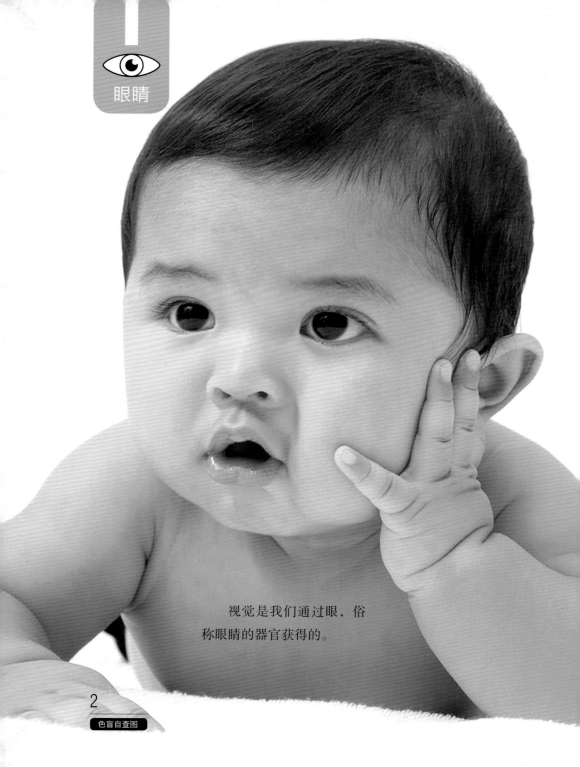

视觉是我们通过眼，俗
称眼睛的器官获得的。

色盲自查图

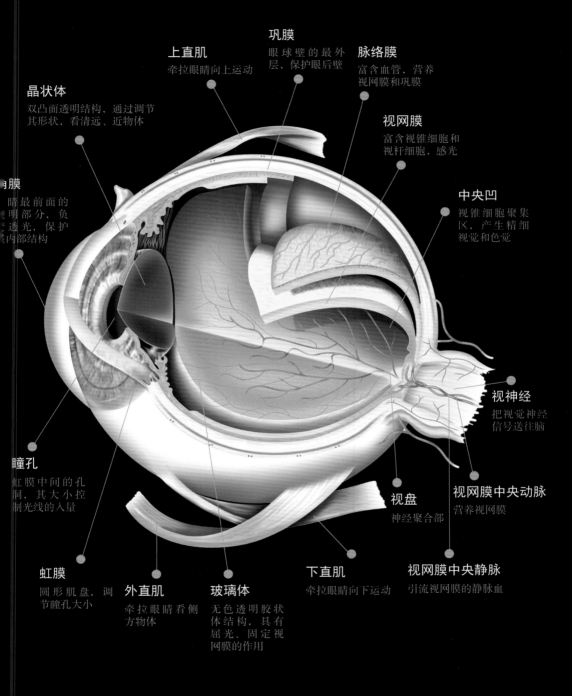

巩膜
眼球壁的最外层，保护眼后壁

上直肌
牵拉眼睛向上运动

脉络膜
富含血管，营养视网膜和巩膜

晶状体
双凸面透明结构，通过调节其形状，看清远、近物体

视网膜
富含视锥细胞和视杆细胞，感光

中央凹
视锥细胞聚集区，产生精细视觉和色觉

角膜
睛最前面的明部分，负透光，保护内部结构

视神经
把视觉神经信号送往脑

瞳孔
虹膜中间的孔洞，其大小控制光线的入量

视盘
神经聚合部

视网膜中央动脉
营养视网膜

虹膜
圆形肌盘，调节瞳孔大小

外直肌
牵拉眼睛看侧方物体

玻璃体
无色透明胶状体结构，具有屈光、固定视网膜的作用

下直肌
牵拉眼睛向下运动

视网膜中央静脉
引流视网膜的静脉血

我们的眼睛相当于一部精密
成像的照相机，光线穿透角膜，
通过瞳孔，继续穿过晶状体和玻
璃体，达到视网膜。视网膜上的
感光细胞把光信号转变为化学信
号，最后形成生物电信号，传导
至大脑，形成人眼影像。

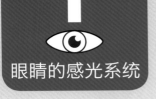

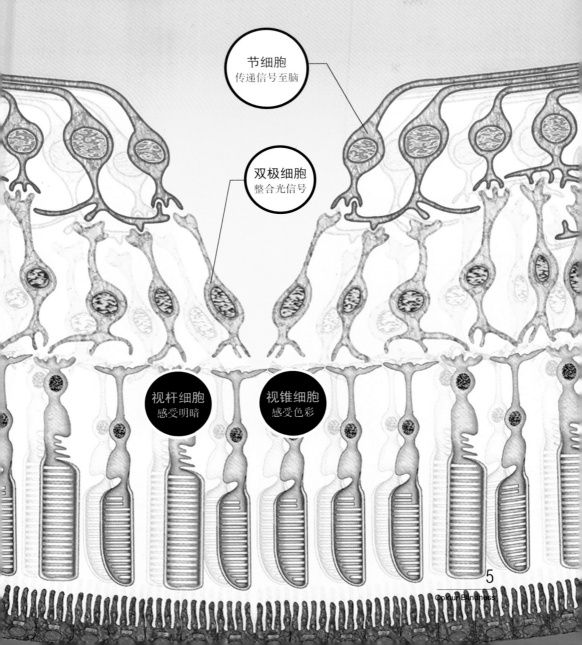

节细胞
传递信号至脑

双极细胞
整合光信号

视杆细胞
感受明暗

视锥细胞
感受色彩

视锥细胞

视锥细胞对光线不敏感，但能感受颜色，展现细节，且能适应图像的快速变化，因为视锥细胞对刺激的响应快。生理学上，视锥细胞的功能是在光线明亮时感知事物的色彩和细节。

视锥细胞有三种，即 S- 视锥细胞、M- 视锥细胞和 L- 视锥细胞，分别感受短波长（蓝色）、中波长（绿色）和长波长（红光）的可见光。

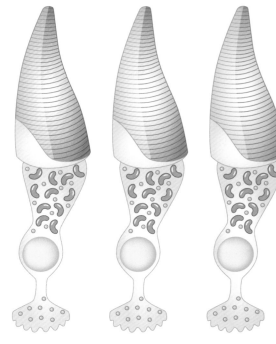

三种视锥细胞

视锥细胞含有感光色素。感光色素主要由 11- 顺视黄醛和视蛋白构成，三种不同类型的视锥细胞含有相同结构的 11- 顺视黄醛，但视蛋白结构略有不同，决定了它们感受不同的光线。

视黄醛的分子结构

当一束红光照射到我们眼中时，会被感受红色的视锥细胞察觉，然后把信号传递给大脑，让大脑做出这是"红光"的判断，这种产生色觉的生理过程非常迅速，快至 0.01 秒。

当眼球、视神经和大脑的任何一部分或大部分出现问题时，都会影响到颜色辨识，从而造成色弱或色盲。

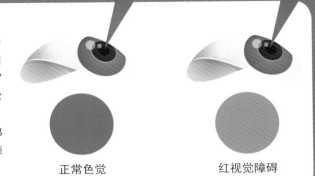

正常色觉　　　　　红视觉障碍

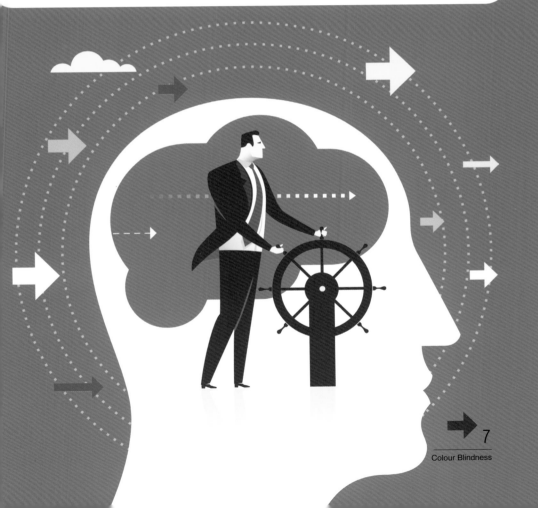

视杆细胞

我们的视网膜中约有上亿个视杆细胞，每个视杆细胞直径为 $2 \sim 100 \mu m$。

一个光子就能够引起视杆细胞发生响应，速度是视锥细胞的 100 倍。因此，视杆细胞对光线的敏感性高于视锥细胞，主要负责暗视觉。在夜间，人眼是非常敏锐的，我们甚至可以看见 80 公里以外的景色。

视杆细胞不能够识别颜色，因此我们在夜间或黑暗场所里看到的事物都是灰蒙蒙的。

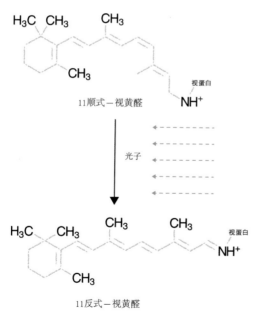

11顺式—视黄醛 视蛋白 NH⁺

光子

11反式—视黄醛

视黄醛分子空间结构的变化

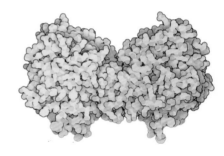

视紫红质的三维结构

与视锥细胞不同，视杆细胞只有一种类型的光敏物质，即视紫红质，它是一种结合蛋白质，由视蛋白和视黄醛构成。

根据分子的空间结构，视黄醛有两种，即顺式视黄醛和反式视黄醛。顺式视黄醛在光子的作用下变成反式视黄醛，就启动了视觉生理过程，光能先转变为化学能，最后转变为神经细胞的生物电信号传输到大脑。

黄醛的生物－光化学反应发
于视杆细胞的外段。在内段
反式视黄醛重新转变为顺
黄醛供下次反应使用。

外段

内段

视杆细胞

视杆细胞对波长 498nm（绿－蓝色）的光线最为敏感，对波长长于 640nm（红色）的光线不敏感，光线充沛时，红色看起来较亮；光线不足时，蓝色看起来较亮。

相同明亮度的蓝色和红色玫瑰花，当我们转移到暗处时，会觉得蓝色玫瑰花更亮一点，视觉色彩从视锥细胞向视杆细胞转移，人眼对光谱的最大感受性向短波方向移动。这种生理现象最早由捷克生理学家浦肯野（Jan Evangelista Purkinje）发现，故又称为浦肯野现象。

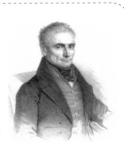

Jan Evangelista Purkinje
（1787-1869）

夜盲症

视黄醛在生物转变过程中会逐渐损失，需要依靠前体物质，即维生素 A 不断补充，因此当机体缺乏维生素 A 时会影响夜间视觉，患者夜间或昏暗环境中的视力很差或完全看不清东西，这就是夜盲症，俗称"雀蒙眼"。因此，多食富含微生物 A 的食物能预防夜盲症，包括动物肝脏、胡萝卜、鱼肝油等。

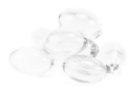

鱼肝油

胡萝卜

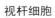

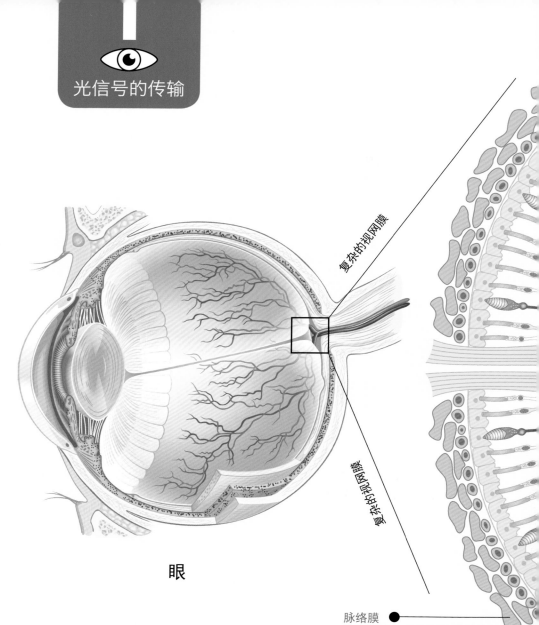

眼

复杂的视网膜

复杂的视网膜

脉络膜
富含血管，营养视网膜外层；
富含色素，遮光

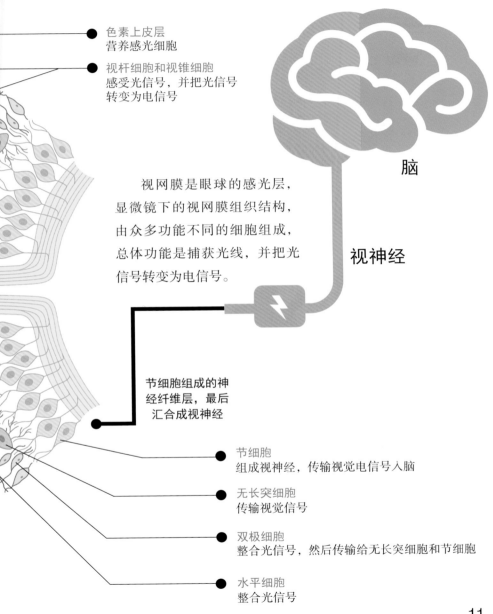

色素上皮层
营养感光细胞

视杆细胞和视锥细胞
感受光信号，并把光信号
转变为电信号

脑

视网膜是眼球的感光层，
显微镜下的视网膜组织结构，
由众多功能不同的细胞组成，
总体功能是捕获光线，并把光
信号转变为电信号。

视神经

节细胞组成的神
经纤维层，最后
汇合成视神经

节细胞
组成视神经，传输视觉电信号入脑

无长突细胞
传输视觉信号

双极细胞
整合光信号，然后传输给无长突细胞和节细胞

水平细胞
整合光信号

11

色盲的历史

同一种颜色在不同人眼里并不相同，这就是色觉的个体差异。早在古希腊，伟大的哲学家柏拉图就首先提出了这种观点。

他在名著《泰阿泰德篇》中有关知识和观念本质的一段对话中提到：

"这就是我们所说的颜色，每一位感知者感受的颜色都是特别的。你能确信你看到的几种颜色，对于一只狗或其他动物而言，都是一样的吗？"千年以后的现代医学证实了柏拉图的说法是非常正确的。

人类历史上有记录的第一例色盲

有文字记载的第一份色盲病例来自罗得西亚国（现津巴布韦）首都索尔兹伯里的眼科医生特伯维尔（Turbervile）。1684年，他遇到了一位奇怪的女病人。

"她的视力非常好，但是除了黑色和白色外，她看不到任何颜色。"

当时特伯维尔医生无法解释这种现象，只好归结于精神障碍。

"她能在黑夜里看到公牛和黑熊，能在非常昏暗的环境里阅读接近一刻钟。"

色盲自查图

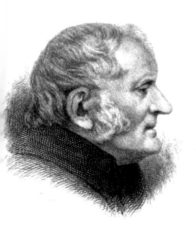

约翰·道尔顿（1766–1844）是英国著名的化学家、物理学家，近代原子理论的提出者。一个圣诞节前夕，道尔顿给母亲买了一双丝袜。母亲高兴地打开一看，不由得皱起眉头，"道尔顿，你怎么给我买了一双樱桃红的袜子呢，我怎么穿的出去呢？"道尔顿感到非常奇怪，他

明明为母亲挑选了一双稳重的"灰色"丝袜。迷惑不解的道尔顿忙叫弟弟和其他亲朋好友辨识丝袜的颜色，除了弟弟和自己认为是灰色的以外，其他人都说是樱桃红色。

几年以后，道尔顿为了去巴黎访问，请裁缝做衣服，他亲自挑选了一块上等质量、颜色适中的布料，却被裁缝告知是一块猩红色的布料，不适合他的身份。

具有科学头脑的道尔顿意识到自己和弟弟的眼睛看到的色彩和旁人不同，他抓住这个细节，深

入研究，写出了第一篇有关色盲的论文《论色盲》，世人为了纪念他的贡献，把色盲症又称为道尔顿症。

道尔顿逝世后，医疗服务人员约瑟夫·兰塞姆收集了道尔顿的眼睛，做成了标本。标本保存在英国曼彻斯特文学和哲学协会。20世纪90年代，英国科学家切取了小块道尔顿的眼睛标本，通过分子遗传学研究证实道尔顿是红色盲者，这篇研究文章发表在1995年的《Science》上，感兴趣的读者可以阅读全文。

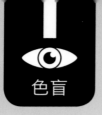

色盲

通俗来讲色盲就是色觉异常。我们视觉系统的任何一部分病变，例如眼睛、视神经和主管视觉的大脑皮质等部位病变，影响到颜色辨析，就会导致色盲。

如果一个人在胚胎发育期，有关色觉辨析的基因突变，注定出生后是色盲者，称为先天性色盲，也就是老百姓熟知的遗传性色盲，这是最多见的色盲类型，本书后面的内容如果无特殊说明，均指先天性色盲。

出生后，因其他疾病导致的色觉辨析异常，称为后天性色盲，医学上又称为获得性色盲。色觉缺陷只是疾病表现的一部分，原始疾病通常导致更严重的后果。原发性疾病如果得到很好的治疗，后天性色盲可以消失。

视区

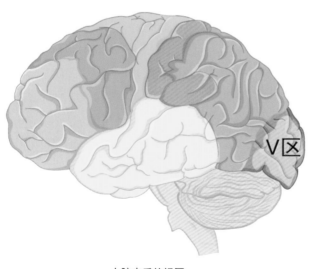

大脑皮质的视区

大脑是人体所有行为的最高掌控者，神经科学家根据大脑的不同功能把大脑分为很多区域，掌管视觉（Vision）的区域，称为 V 区。

V 区位于大脑后部，进一步细分为 6 个区域，分别是 V1 ～ V6，相当于电脑的 CPU，处理复杂的视觉生理信息，例如空间信息，色彩信息，动感视觉，视觉记忆等，最后形成人的视觉。

发生脑中风时，例如脑动脉栓塞引起 V2 和 V4 区域的大脑坏死，那么将导致色觉损害，有时甚至出现幻觉，听到声音眼前就出现颜色。

Colour Blindness

获得性色盲	先天性色盲
出生后因其他疾病所致的色盲	出生时即是色盲者
随着年龄增长，病情逐渐加重	终生表现稳定
随着疾病进展，色盲类型多变	色盲类型稳定（单色盲，双色盲和全色盲）
可以只发生在一只眼睛	两只眼睛都表现为色盲
视力一般受影响	视力一般不受影响（全色盲和蓝椎单色盲除外）
主要是全色盲	大多数为红 – 绿色盲
男女发生比例相近	男性明显多于女性
常见，20 个体中有 1 例发生	常见，12 个男性中有 1 例男性发生

常见疾病

- 眼部病变：进行性锥体营养不良，视网膜色素上皮营养不良等
- 年龄相关性黄斑变性
- 视网膜色素变性
- 糖尿病视网膜病变
- 视神经炎
- 皮质病变：外伤，中风，神经变性等病变
- 皮质性色盲
- 神经退行性疾病
- 药物：地高辛、磷酸二酯酶抑制剂（例如西地拉非等）、氯喹（抗疟疾药物）、乙胺丁醇（抗结核药物）

色盲常见类型

- 红色盲（第一色盲）
- 绿色盲（第二色盲）
- 蓝色盲（第三色盲）
- 全色盲
- 色弱

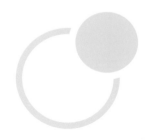

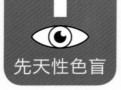
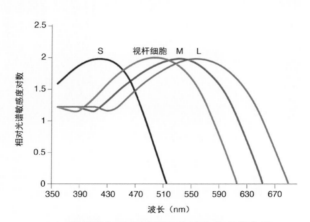

三种视锥细胞和视杆细胞的色素吸收光谱

三种视锥细胞分别具有不同的感光色素，决定它们不同的光谱敏感度。根据可见光谱的最大吸收区域分为短波（S，蓝光）、中波（M，绿光）和长波（L，红光）。光谱敏感度就是光子的吸收概率。

三种视锥细胞的光谱敏感度存在一定范围的重叠，即不同类型的视锥细胞也会或多或少感受其他颜色的可见光。视锥细胞的感光色素，主要负责明视觉，即光线充足时的视觉。

视杆细胞，主要负责暗视觉，最大敏感度在500nm。

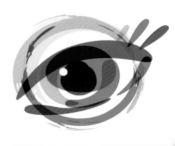

颜色的个体差异

不同的人看同一个蓝光光源，感受到的蓝色基本是一致的；不同的人看同一个红光光源，感受到的红色差异较大。

这是因为，正常视觉的所有人，不分种族和年龄，S-视锥感光色素的峰值灵敏度相同，接近470nm。不同个体的M-视锥感光色素峰值灵敏度有些许不同，平均在530nm左右。不同人之间，L-视锥感光色素的峰值灵敏度变化较大，有两个峰值555nm和559nm。

我们虽然是用眼睛看东西，但最终看到什么东西却是由大脑决定的。

人类的视网膜上生长着大约 1 亿个感光细胞，视锥细胞仅占 5% 左右（500 万个），其中 95% 是 M- 视锥细胞和 L- 视锥细胞。

一种或多种视锥细胞功能障碍，甚至视锥细胞缺失，就会导致色觉辨识障碍，出现色盲。先天性色盲主要是视锥细胞病变所致，其中大部分问题与感光色素有关。

感光细胞捕获到光子后，物理的光信号就要迅即的变成生物电信号，这一转变过程涉及复杂的生理过程，包括感光细胞内的许多酶类、蛋白质、离子通道、生物化学物质等参与其中。当基因突变导致这些环节中的任何一种物质减少，甚至缺失，引起视锥细胞功能障碍时，光信号不能正常转变为生物电信号，就会导致视觉辨析异常的发生。

例如，当 L- 视锥细胞捕获了红光，但不能正常转变为生物电信号输送给大脑，大脑最终没有得到"红光"的输入指令，最终人眼看到的实际是其他替代色，这就是先天性色盲产生的细胞学机制。

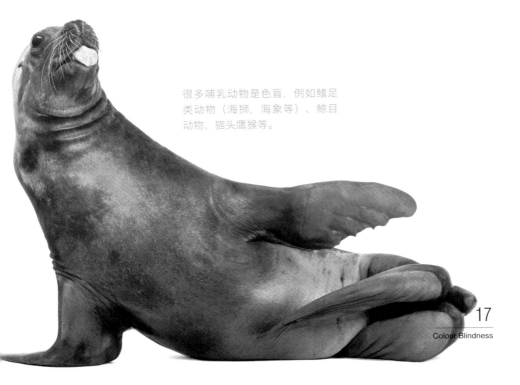

很多哺乳动物是色盲，例如鳍足类动物（海狮、海象等）、鲸目动物、猫头鹰猴等。

人类有 23 对染色体，其中 X 和 Y 染色体决定性别，称为性染色体，其他染色体称为常染色体。母亲卵子中的 X 染色体和父亲精子中的 Y 染色体结合，会生男孩；母亲卵子中的 X 染色体和父亲精子中的 X 染色体结合，则会生女孩。

因此，决定性别的主要是父亲。

先天性色盲是一种遗传性疾病，包括常染色体隐性遗传和性染色体隐性遗传两种类型。最常见的红绿色盲属于性染色体隐性遗传。致病基因位于决定性别的 X 和 Y 染色体上，因此被称为性染

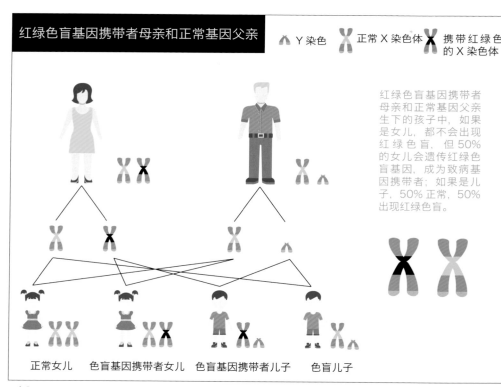

红绿色盲基因携带者母亲和正常基因父亲

Y 染色 正常 X 染色体 携带红绿色的 X 染色体

红绿色盲基因携带者母亲和正常基因父亲生下的孩子中，如果是女儿，都不会出现红绿色盲，但 50% 的女儿会遗传红绿色盲基因，成为致病基因携带者；如果是儿子，50% 正常，50% 出现红绿色盲。

正常女儿　　色盲基因携带者女儿　　色盲基因携带者儿子　　色盲儿子

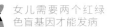 女儿需要两个红绿色盲基因才能发病

 儿子只需要1个红绿色盲基因就可发病，因为Y基因不能"对抗"致病的X基因

 女儿一个红绿色盲基因，一个正常基因不会出现红绿色盲，但会成为红绿色盲基因携带者

色体遗传疾病。

　　红绿色盲的致病基因位于X染色体上，需要母亲和父亲的致病基因共同遗传给下一代，才会生出色盲宝宝。携带红绿色盲基因的母亲，很容易就把致病基因传给儿子，因为儿子携带的Y染色体不能"对抗"母亲致病的X染色体。

　　相反，如果生女孩，母亲虽然遗传了红绿色盲基因，但父亲给女儿了一个健康的X染色体，所以女儿不会发生色盲，但会成为红绿色盲基因的携带者，这就是为什么红绿色盲中男性多见。

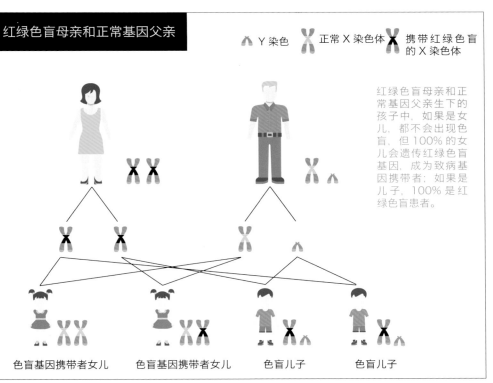

红绿色盲母亲和正常基因父亲

Y染色　正常X染色体　携带红绿色盲的X染色体

红绿色盲母亲和正常基因父亲生下的孩子中，如果是女儿，都不会出现色盲，但100%的女儿会遗传红绿色盲基因，成为致病基因携带者；如果是儿子，100%是红绿色盲患者。

色盲基因携带者女儿　　色盲基因携带者女儿　　色盲儿子　　色盲儿子

全色盲

全色盲病人不能辨别任何颜色，他们的眼睛只能感觉亮度，看到黑白世界。

全色盲有两种形式。一种是视杆单色视觉，是真正意义上的全色盲，约3万个体中出现1例病人，是一种少见的疾病。病人视网膜中的视锥细胞是没有任何功能的，视觉只能依靠视杆细胞。他们不仅不能分辨任何颜色，日光都会让他们出现不适，畏光，视力差，因为中央凹处没有视杆细胞，病人喜欢昏暗的环境，因此医学上又称为昼盲症（这与前面提到的视杆细胞病变引起的夜盲症正好相反）。

另一种全色盲病人视网膜中存在视杆细胞和一种视锥细胞，即只有S-视锥细胞具有功能，M-视锥细胞和L-视锥细胞由于红色和绿色视蛋白基因突变而失去功能，所以又称为蓝锥单色视觉。病人在正常日光下具有很好的视力，但不能分辨颜色，约1百万个体中出现1例

Achromatopsia
全色盲病人眼里的世界

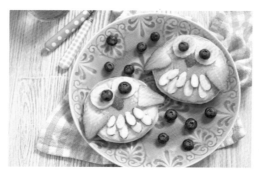

正常人可辨识缤纷的色彩

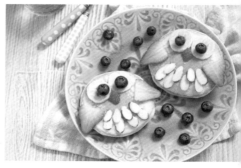

全色盲者的眼里的世界是黑白二色的

色盲自查图

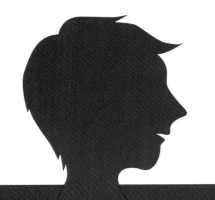

与红绿色盲不同，全色盲是常染色体隐性遗传疾病，男女发病率是相同的。当子女接受了来自父亲一方和母亲一方的致病基因就出现色盲，一个致病基因和一个正常基因则成为致病基因携带者，本身不出现色盲。

色盲岛

The Island of the
Colorblind

色盲岛：平格拉普环礁岛（Pingelap）

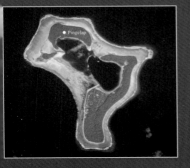

密克罗尼西亚联邦是西太平洋的一个岛国，全国共有 607 个岛屿，四个州，首都帕利基尔位于最大的岛屿波纳佩岛，全国人口约有 10.56 万。

该国其中一个州叫波纳佩（Pohnpei），由三个岛屿组成：平格拉普环礁岛（Pingelap），Sukoru（苏图奴）和 Daekae（达基），只有平格拉普环礁岛有人居住，面积 1.8 平方公里，但却拥有自己的语言（Pingelapese）。

平格拉普环礁岛是全世界全色盲的高发地区，接近 10% 的居民患有全色盲症，另有 30% 的居民是致病基因携带者。他们只能看到黑和白的影像。全色盲在当地语言中称为 "maskun"，意思是 "看不见"。这些全色盲居民白天怕光，几乎无法看到明亮的光线，很多人都戴着墨镜，但是夜间视力出奇的好，能比正常人在更黑暗的环境下看到事物，他们常在晚上高举火把吸引飞鱼捕鱼。

1775 年平格拉普环礁岛遭遇了灾难性的台风，整个岛上只剩下 20 多位居民，其中幸存的统治者名 Nanmwarki Mwanenihsed，他携带有全色盲致病基因，但其本人并不是色盲患者。

由于近亲繁殖的缘故，Nanmwarki Mwanenihsed 的后代携带色盲致病基因的越来越多，全色盲患病者人数逐渐增加，第四代子女中全色盲患病率为 2.7%，第六代子女中全色盲患病率上升为 4.92%。

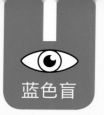

蓝色盲

Acyanopsia

　　蓝色盲，医学上又称为第三色盲，是 S- 视锥细胞缺失或无功能所致，不能区分蓝色和绿色、淡黄色和淡红色。

　　蓝色弱是指 S- 视锥细胞的功能低于正常人，辨析蓝色的深浅低于正常人。

　　蓝色盲是一种常染色体隐性遗传疾病，致病基因位于人类第 7 号染色体上，男女发病率相近，接近 0.01%。

　　蓝色盲患者由于 S- 视锥细胞病变，短波长的可见光识别障碍，例如蓝色、靛蓝和紫色，在他们眼中这些可见光是绿色的，甚至是黑色的；黄色是没有区分的粉红色，紫色是不同深浅的红色，因此最终他们看到的颜色是红色和青绿色。

　　蓝色盲病人看到的天空是绿色的，是不是很科幻呢？

　　除了先天性蓝色盲以外，如果一个人的后脑部遭受严重外伤，也可引起后天性的蓝色盲。

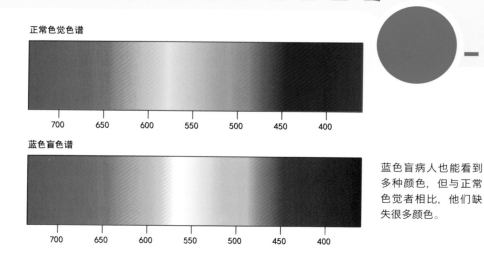

正常色觉色谱

700　650　600　550　500　450　400

蓝色盲色谱

700　650　600　550　500　450　400

蓝色盲病人也能看到多种颜色，但与正常色觉者相比，他们缺失很多颜色。

色盲自查图

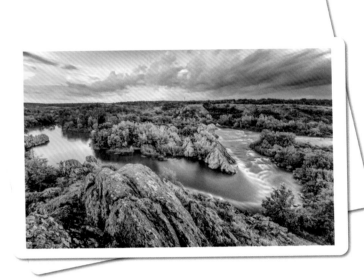

正常人可辨识美丽的蓝天

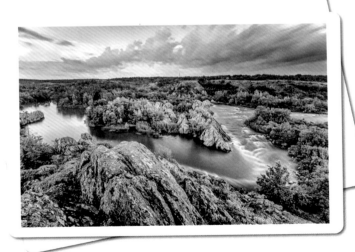

蓝色盲病人眼中的蓝天是灰绿色的

红绿色盲

Daltonism

绿色盲医学上又称为第二色盲，红色盲称为第一色盲，两者常统称为红绿色盲。红绿色盲是 X 连锁遗传疾病，即前面介绍的性染色体隐性遗传疾病，发病率男性大于女性，约占男性人群的 1%。

绿色盲是由感受绿色可见光的 M–视锥细胞功能缺陷或细胞缺失所致。红色盲是由感受红色可见光的 L– 视锥细胞功能缺陷或细胞缺失所致。两种色盲病人不能区分光谱中的绿色－黄色－红色

部分的颜色。

绿色盲病人看到的红色呈棕黄色，绿色为灰色或暗黑色。绿色盲很容易混淆以下色系：亮蓝和紫色，中红色和中棕色，浅灰色和粉红色，亮绿和黄色，中红和中绿色，蓝绿和灰色、中粉色。

红色盲病人主要是不能分辨红色。在他们的眼中红色、橙色和黄色的亮度比正常人低，这种暗调造成他们不能区分红色和暗灰色。红色盲病人区分红色

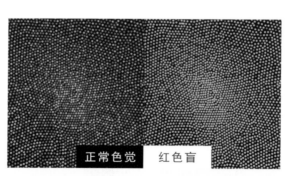

感光色素在视网膜中央凹的分布。左侧是正常色觉者，L- 感光色素和 M- 感光色素占优势，散在分布 S- 感光色素。右侧是红色盲者，L- 感光色素缺失，即 L- 视锥细胞的功能不能发挥正常功能。中央凹附近是没有视杆细胞的。

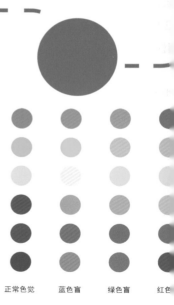

| 正常色觉 | 蓝色盲 | 绿色盲 | 红色 |

不同色盲患者看到的色系

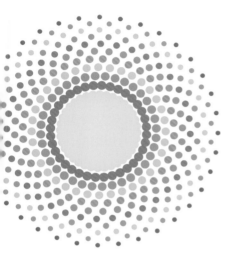

的黄色和绿色偏红，不能区分蓝色和紫色。绿色弱程度较轻时，不会影响日常生活。

□黄色主要是基于亮度，而不是色调。也们不能区分红色与深绿色、蓝色与紫□色以及紫色。粉红色是由蓝光和红光且成的，但是红色盲只能看到蓝色。

如果 M- 视锥细胞和 L- 视锥细胞功能部分受损，造成绿色弱和红色弱，他们只能部分识别绿色和红色，但不全面，看到的黄色和绿色偏红，不能区分蓝色和紫色。色弱程度较轻时，不会影响日常生活。实际上色弱是最多见的色盲形式，约占男性人群的 5%。

如果 M- 视锥细胞功能部分受损，造成绿色弱，他们部分识别绿色，看到

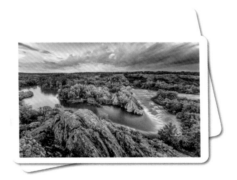

正常人可辨识自然界丰富的色彩

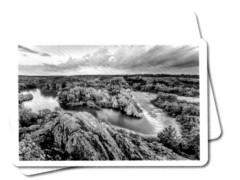

红绿色盲病人眼里的色彩

色盲与生活

1875 年 11 月 15 日，瑞典发生了一次铁路交通事故，造成 9 人死亡，事后调查发现蒸汽列车的驾驶员是一位色盲患者，当站台已经高高举红灯要求列车停止时，他因为不能正常识别红色，仍然将列车驶出站台，与迎面开来的另一列车相撞。

2001 年在我国上海市，也曾发生一起公交车司机隐瞒色盲病史，不能识别红绿灯，造成另一司机死亡的案例。

在一些国家，例如罗马尼亚，拒给色盲患者颁发驾驶执照。在美国，然允许为色盲患者颁发商业飞行员认证但是他们的飞行有所限制，不能从事间飞行和与颜色信号有关的飞行。

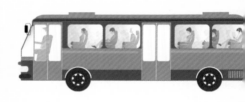

我国高考招生对色盲学生的限制

色盲和色弱患者在我国的一些职业中受限。我国高考体检目前规定色弱的考生限制报考：地质类、矿业类、冶金类、通信类、化工类、测绘类、船舶与港口电气化、医用电子仪器、针织工艺、铁道运输、运输驾驶、建筑装饰、水产、畜牧兽医、检疫、检测、园林、护理、医学、检验等专业。

色盲限制报考的专业除同色弱外，还包括美术、绘画、艺术、设计、摄影、天文学、交通运输、冶金工程、应用气象学等专业。

实际上，除非全色盲患者，其他类型的色盲并非看不到颜色，而只是他们识别颜色的范围受限，因此，很多国家已经不使用"色盲"这一词，改为"色差异"，不适宜从事对颜色辨识力要求较高的职业，例如飞机驾驶、汽车驾驶、美术设计、印刷等。

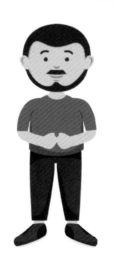

色盲与军事

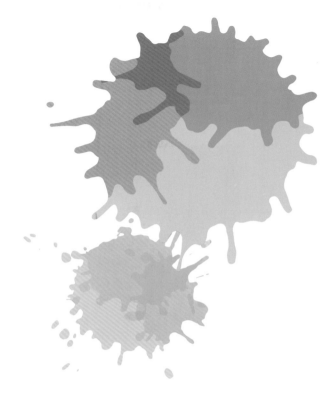

色盲患者有一项特殊的本领，虽然他们的视锥细胞不能识别某种颜色，但是对其他颜色的敏感度更高，能识别细微的明亮度差异，他们能够比正常人更好的识别伪装色，二战期间盟军曾招募了一些色盲患者帮助识别伪装者。

色盲患者虽然不能识别打印在纸上的地图颜色，但是能够在计算机或者电视屏幕上观看地图。他们很难识别自然材料，例如纸上、木质上的颜色，但是能很好地辨识塑料、丙烯材料等人工材质上的颜色。

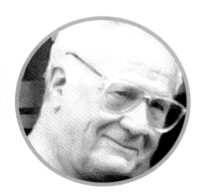

澳大利亚色盲画家克利夫顿普格

虽然存在颜色辨识问题，但并不能妨碍色盲者成为优秀的艺术家。

克利夫顿普格（1924-1990）是一位澳大利亚知名的版画家，深受德国表现主义画风影响，因风景画和肖像画闻名于世，三次获得澳大利亚阿奇博尔德奖（被誉为澳大利亚绘画界的"奥斯卡"），但其本人却是一位红色盲患者。

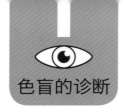

色盲的诊断

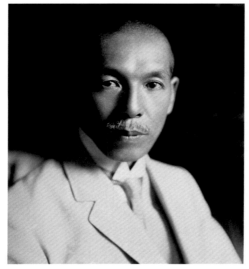

因发明色盲测试图闻名于世的日本眼科医生石原忍

石原忍和他的色盲测试图

石原忍 1879 年 9 月 25 日出生于日本伊豆半岛，是日本著名的眼科医生，他因发明色盲测试图而闻名于世。色盲测试图因此又称为石原测试。

石原忍原本是日本陆军的一名外科医生，后来改变专业为眼科，1908 年进入东京大学开始从事眼科学的研究。1910 年石原忍开始在日本陆军医学院执教，并被要求设计一种测试来筛选新兵的色觉异常。1918 年石原忍发明了色盲测试图。除了色盲检测外，石原忍还在防治沙眼和近视方面有所贡献。1940 年石原忍出任日本东京帝国大学医学院院长，1940 年退休后成为名誉教授，他连续 14 年担任日本眼科协会主席。

石原忍为人谦和，对物质财富没有兴趣。他退休后回到伊豆半岛作了一名村医，并且不收取任何费用。当地的村民为了感谢他，不时给予一些钱财作为报酬，石原忍用这些钱为村里的孩子们建立了一个图书馆和自习室。

shihara **C**olour **B**lindness **T**est

石原色盲测试

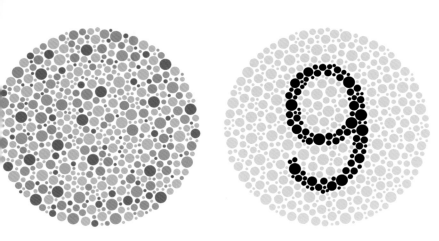

色盲测试图是一系列的色斑图，背景是一些大小不等的近似色圆圈，其间镶嵌数字、字母和图案，主要用来测试红绿色盲。色觉正常者可以识别镶嵌的内容，色弱者识别困难，色盲者无法识别。石原色盲测试图至今仍是临床眼科医生筛查色盲最常用的工具。

此外，还有一些色盲测试，例如Farnsworth Lantern（法恩斯沃思灯笼）测试，最初用来筛选海员对夜间信号灯的识别能力，因其筛查能力较差，现已废弃不用。另一个是Farnsworth–Munsell（法恩斯沃思 – 孟塞尔）100 色相测试，通过一系列的颜色过渡识别色盲病人。

色盲的矫正

　　现在色盲矫正眼镜可以满足部分色盲患者对色彩识别的需求。眼科医生通过电脑色觉检测仪绘制色盲患者对红、蓝、绿三基色的识别曲线，然后再制作色盲矫正光谱曲线，最后以这条矫正光谱曲线为基准，把有关参数输入真空镀膜机中，制作出符合矫正曲线的色盲矫正眼镜。患者戴上这种眼镜后，原先三基色中进入眼睛中过多的光线被过滤掉了，不足的光线被补全了，患者的色觉恢复正常。因为过滤掉了部分光线，佩戴者会感到总体亮度降低，需要一定适应期。另一个缺点是，如果矫正曲制作出现误差，则会出现错误矫正，者仍不能看到正常的颜色，因此有可需要反复试用和矫正，费用较高。

　　国外现在已经出现一些通过色盲单测试选购色盲矫正眼镜的商业化产品例如美国的 En Chroma。不过，从专业角度看，它们不如定制的色盲矫正眼效果好，因为不同色盲者，色觉辨识力是不同的。

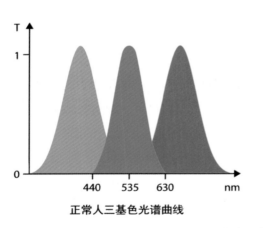

正常人三基色光谱曲线

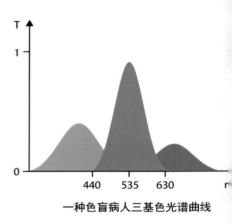

一种色盲病人三基色光谱曲线

正常人对短波（蓝光）、中波（绿光）和长波（红光）的可见光都有很好地识别。一种色盲病人对蓝光红光信号识别低下，但对绿光信号识别放大。

色盲自查图 1-100

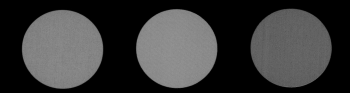

　　本部分都是色盲测试图，共 100 幅，其中第 1 ~ 第 80 幅为红绿色盲测试检查图，第 81 ~ 第 100 幅为蓝色盲测试图。每页的上半部分是彩色的色盲测试图，下半部分是上一跨页测试的答案。当你发现测试结果出现差错，不能识别或识别困难时，提示你的色觉识别可能存在问题，应该去医院咨询眼科医生，确诊是否为色弱或色盲。

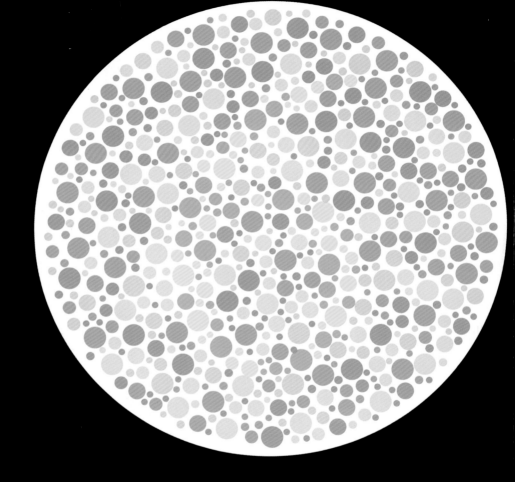

32

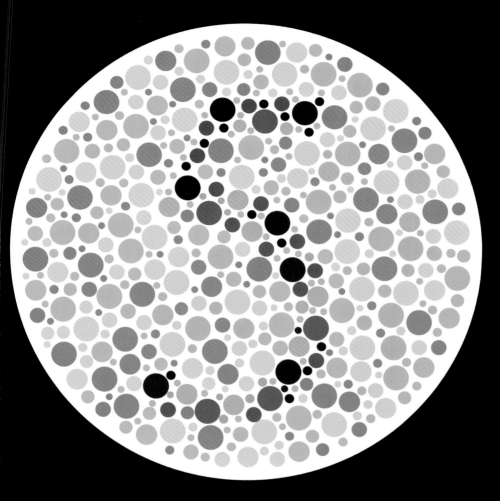

色盲自查图 3

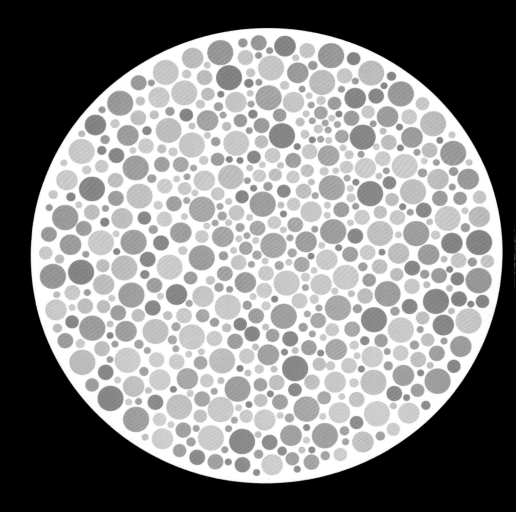

34

色盲自查图

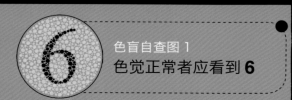

色盲自查图 1
色觉正常者应看到 6

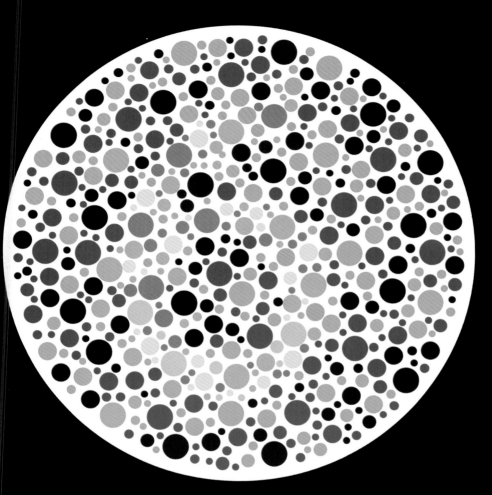

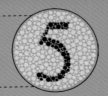

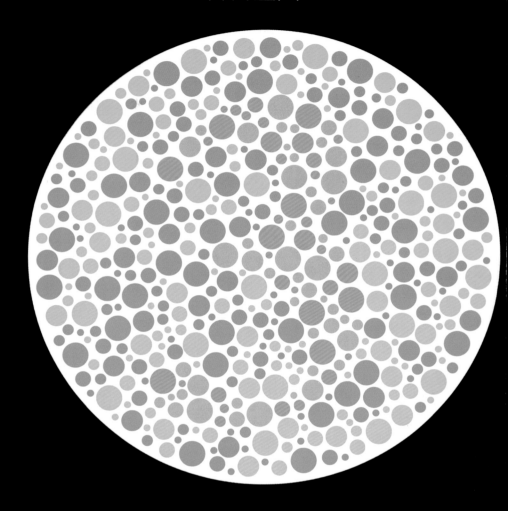

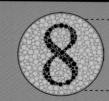

色盲自查图 3
色觉正常者应看到 8

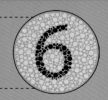

色盲自查图 6

色盲自查图 4
色觉正常者应看到 6

37
Colour Blindness

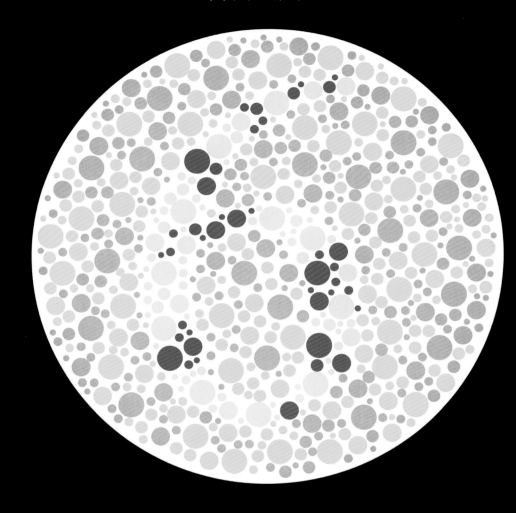

色盲自查图

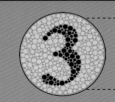

色盲自查图 5
色觉正常者应看到 **3**

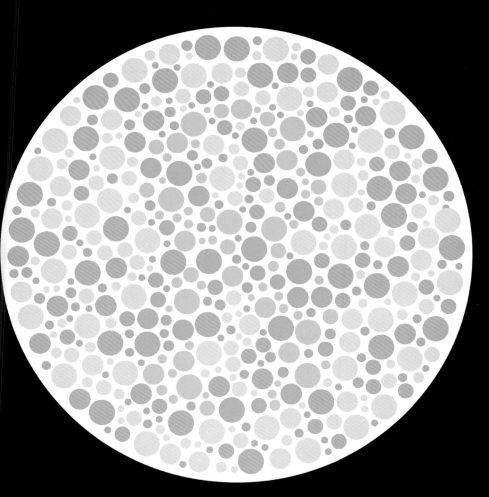

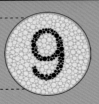

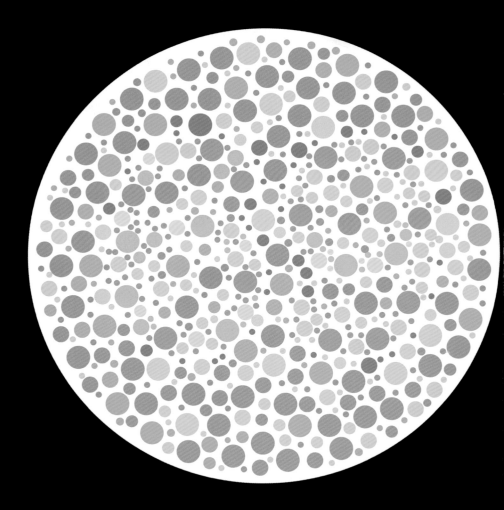

色盲自查图

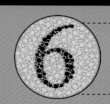

色盲自查图 7

色觉正常者应看到 6

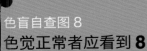

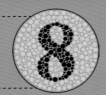

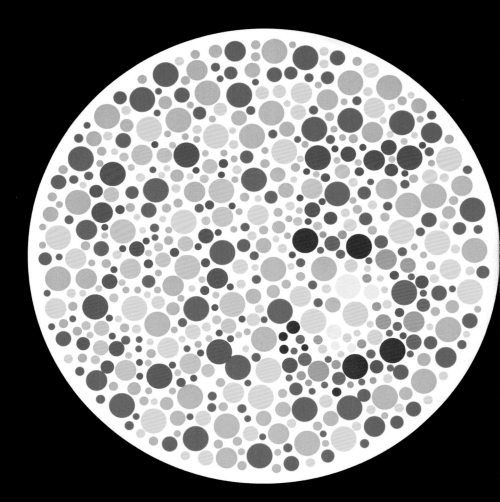

色盲自查图 9
色觉正常者应看到 **69**

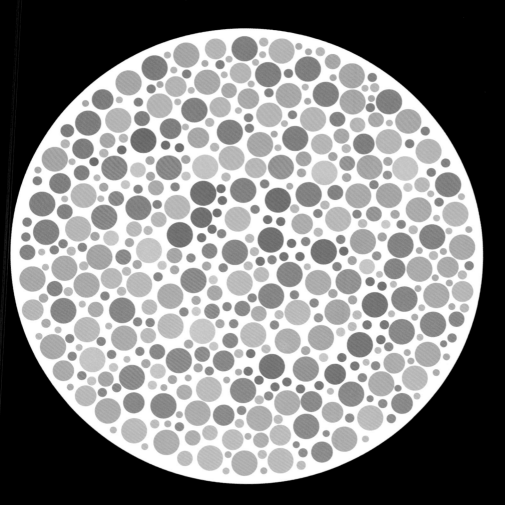

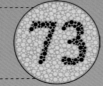

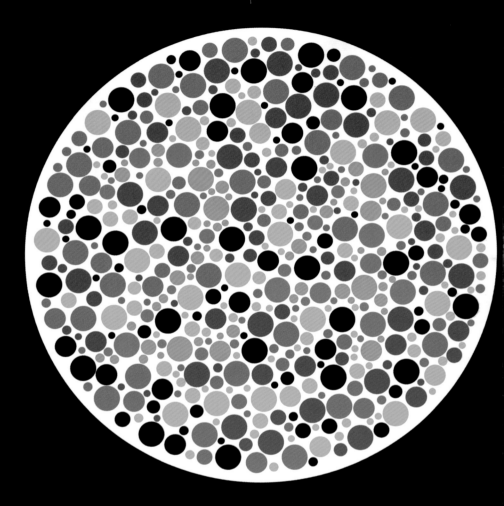

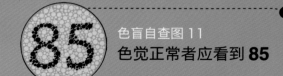

色盲自查图 11
色觉正常者应看到 85

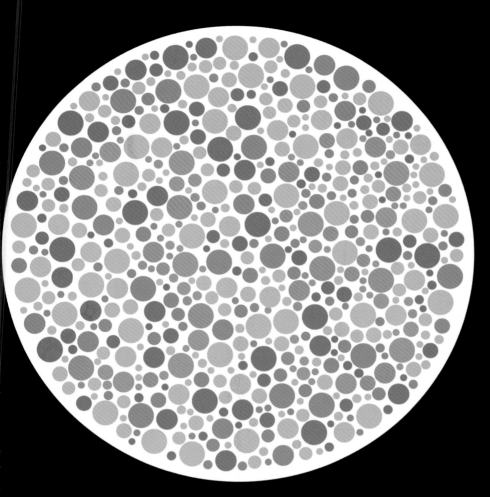

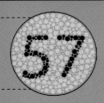

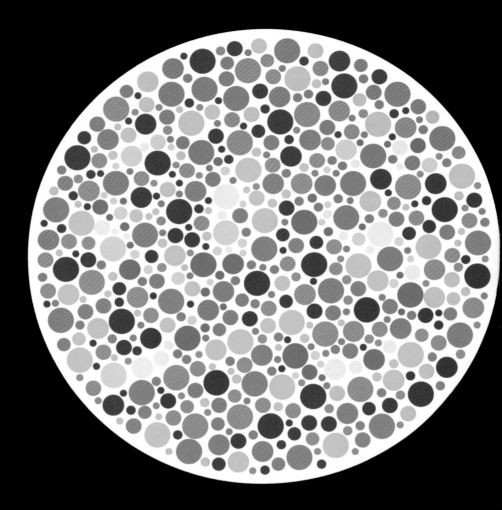

色盲自查图

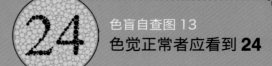

色盲自查图 13
色觉正常者应看到 24

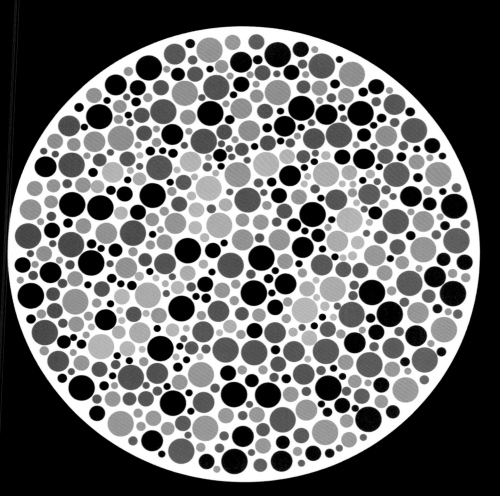

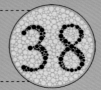

色盲自查图 14
色觉正常者应看到 38

47

Colour Blindness

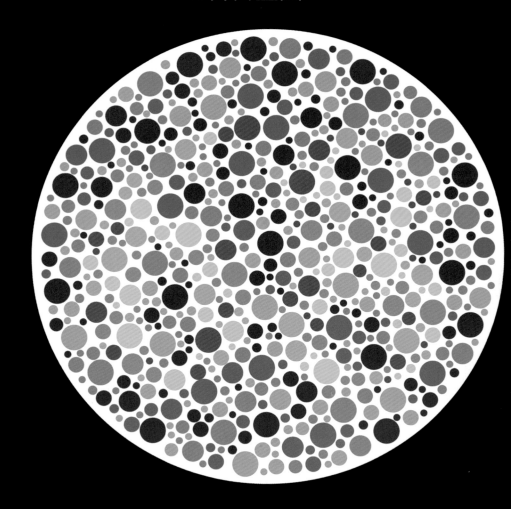

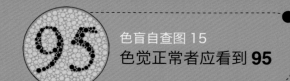

色盲自查图 15
色觉正常者应看到 95

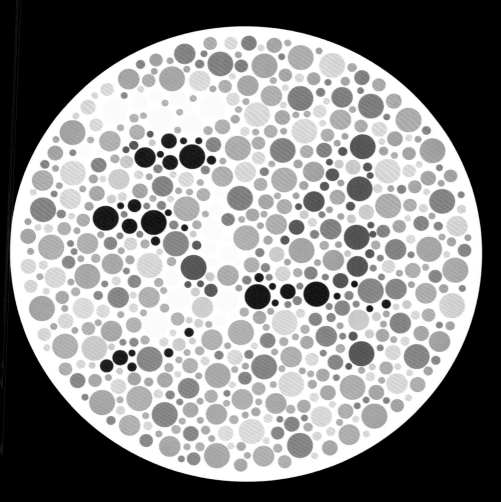

色盲自查图 16
色觉正常者应看到 **27**

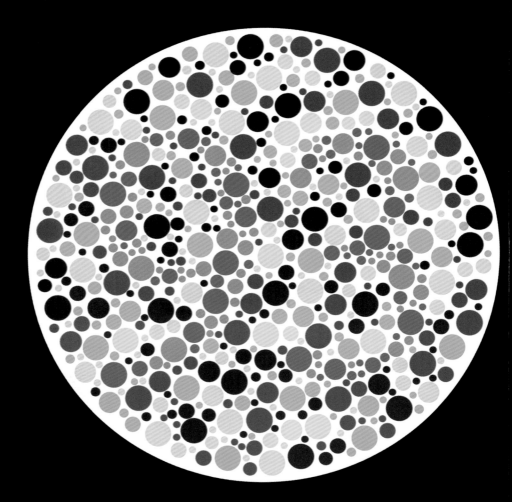

色盲自查图

色盲自查图 17
色觉正常者应看到 68

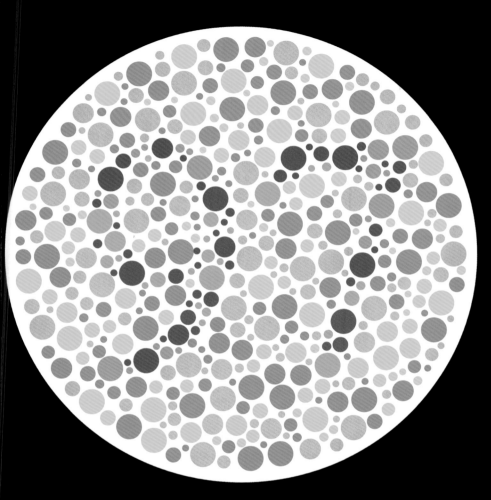

色盲自查图 18
色觉正常者应看到 54

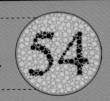

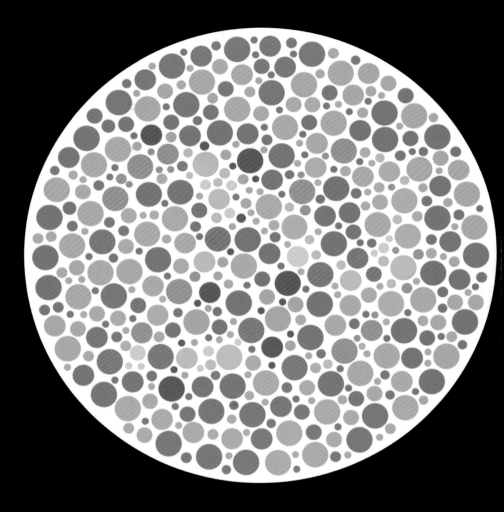

色盲自查图 19

色觉正常者应看到 93

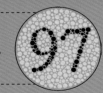

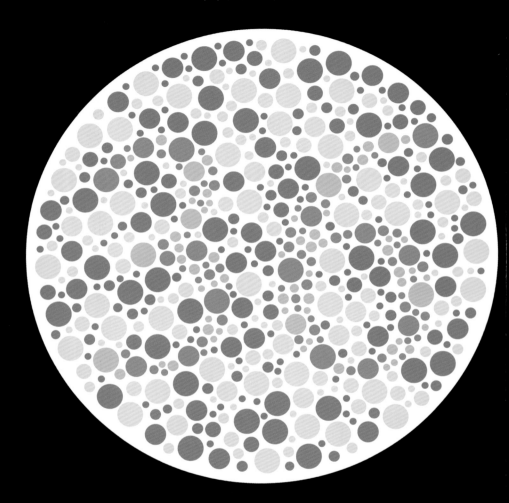

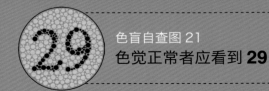

色盲自查图 21
色觉正常者应看到 **29**

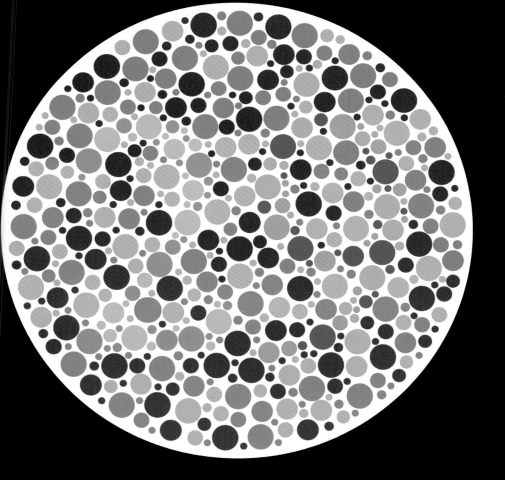

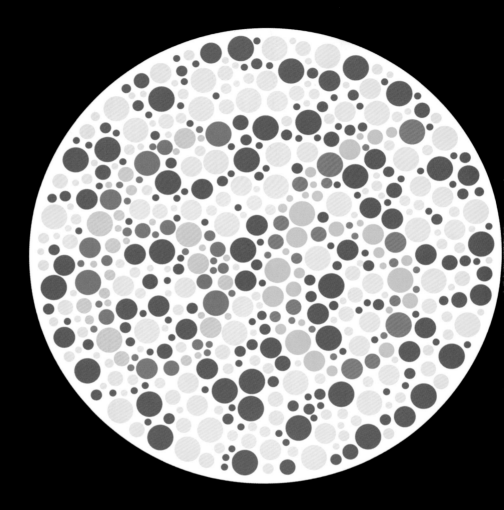

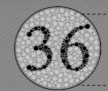

色盲自查图 23
色觉正常者应看到 **36**

色盲自查图 26

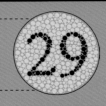

色盲自查图 24
色觉正常者应看到 **29**

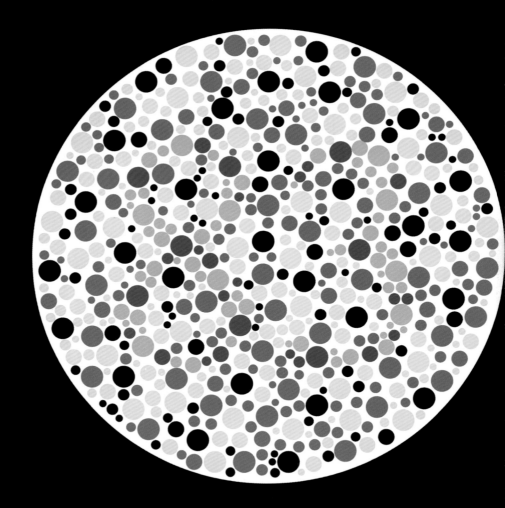

58

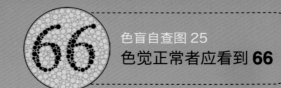

色盲自查图 25
色觉正常者应看到 66

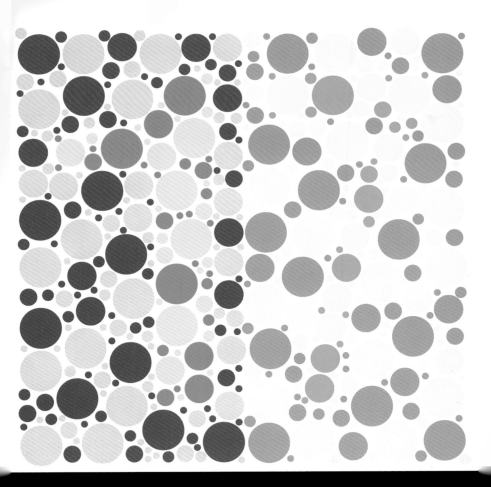

Colour Blindn

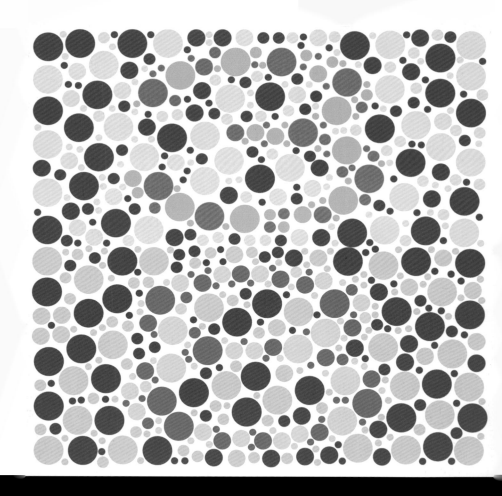

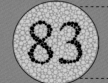

色盲自查图 27

色觉正常者应看到 83

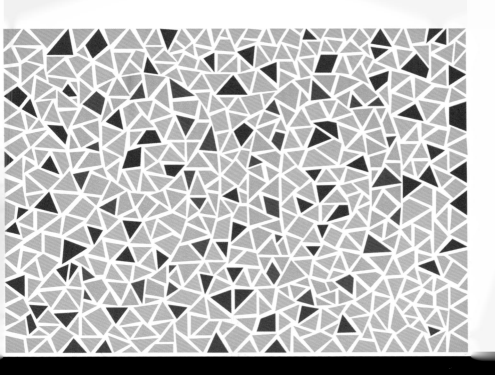

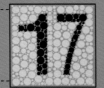

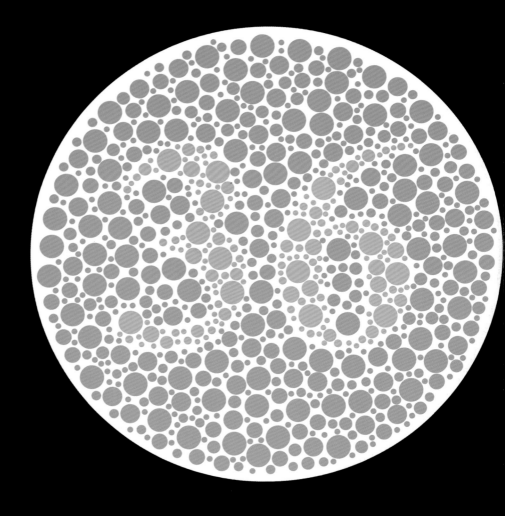

62

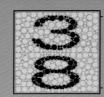

色盲自查图 29
色觉正常者应看到 38

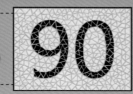

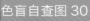

色盲自查图 30
色觉正常者应看到 **90**

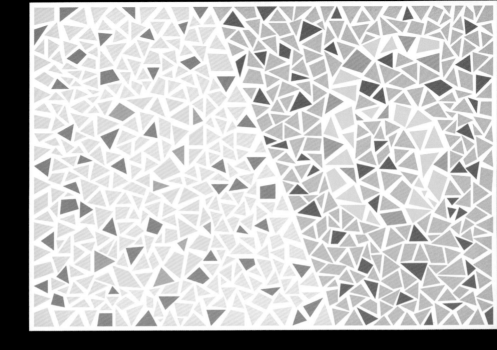

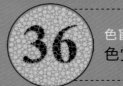

色盲自查图 31
色觉正常者应看到 **36**

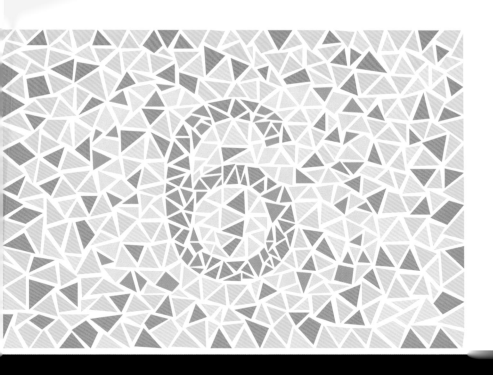

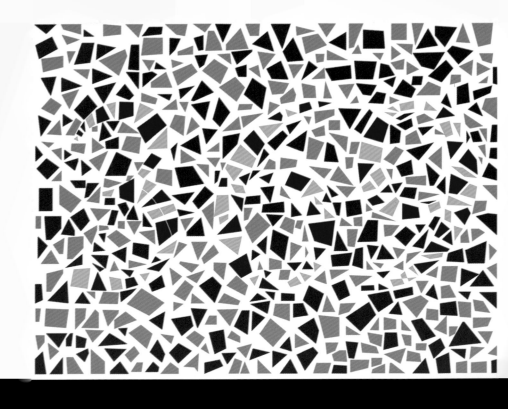

6

色盲自查图

色盲自查图 33
色觉正常者应看到 **3** 和 **6**

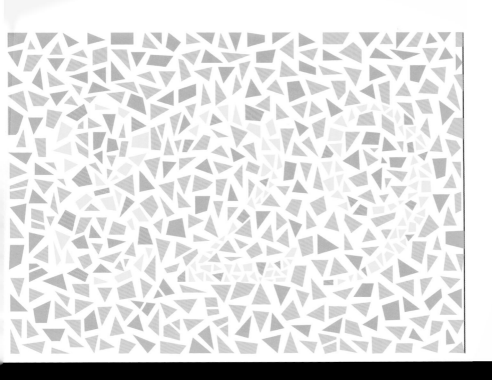

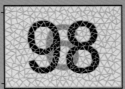

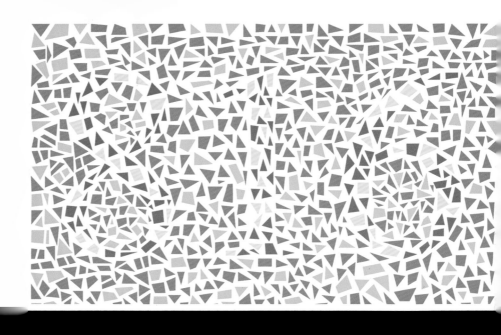

369

色盲自查图 35

色觉正常者应看到 369

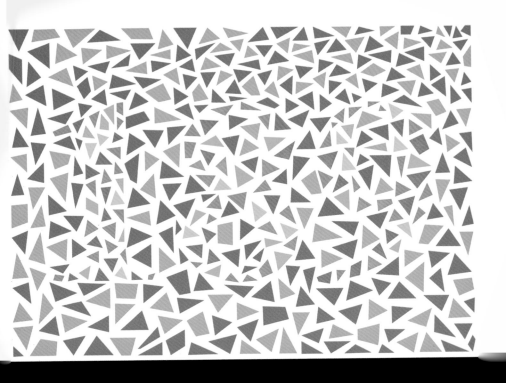

色盲自查图 36
色觉正常者应看到 **829**

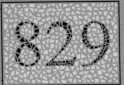

Colour Blindr

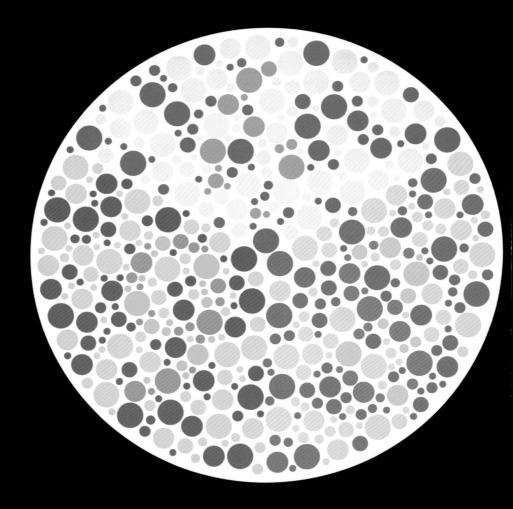

色盲自查图

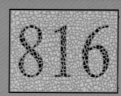

色盲自查图 37
色觉正常者应看到 **816**

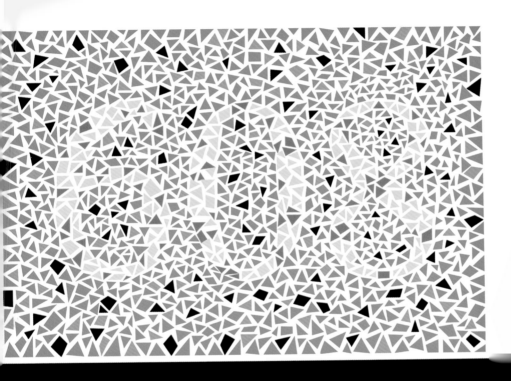

色盲自查图 38
色觉正常者应看到 **189**

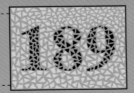

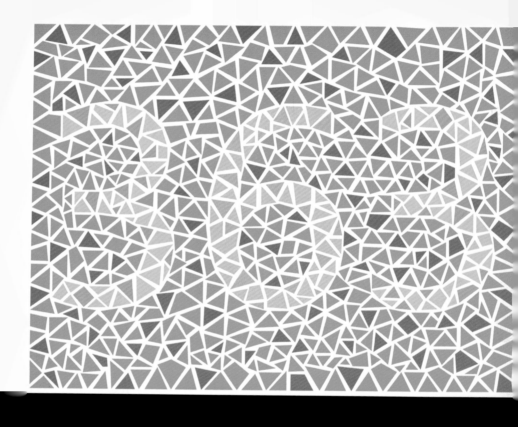

色盲自查图

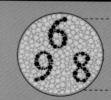

色盲自查图 39
色觉正常者应看到 6、9 和 8

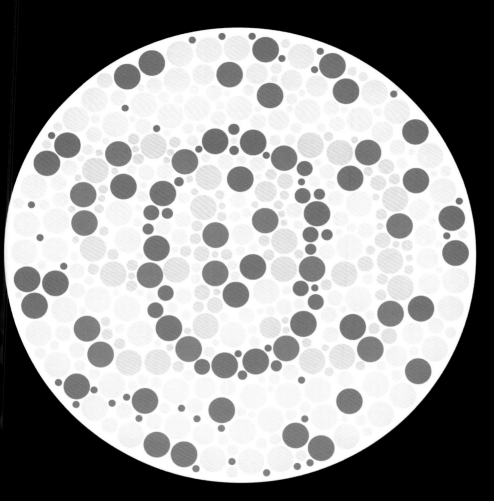

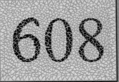

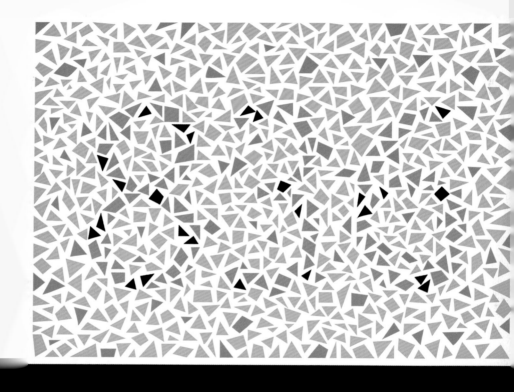

363

色盲自查图 41
色觉正常者应看到 **363**

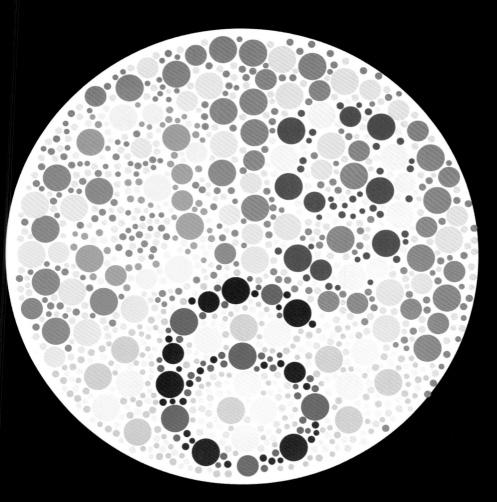

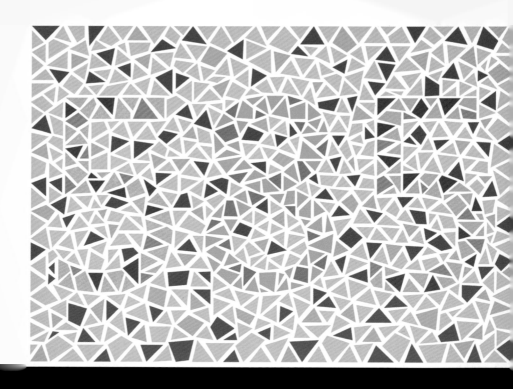

色盲自查图

色盲自查图 43
色觉正常者应看到 **836**

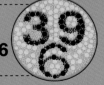

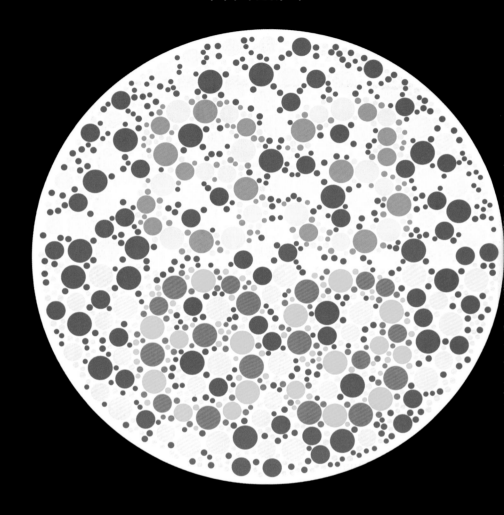

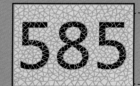

色盲自查图 45
色觉正常者应看到 **585**

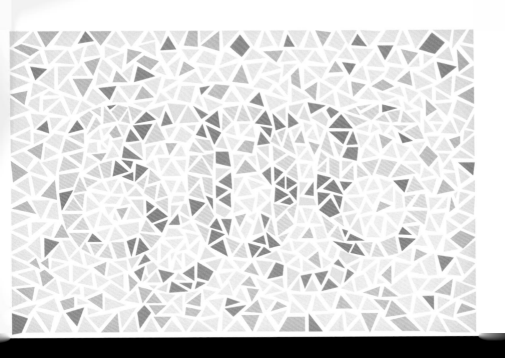

色盲自查图 46

色觉正常者应看到 **88** 和 **66**

Colour Blindn

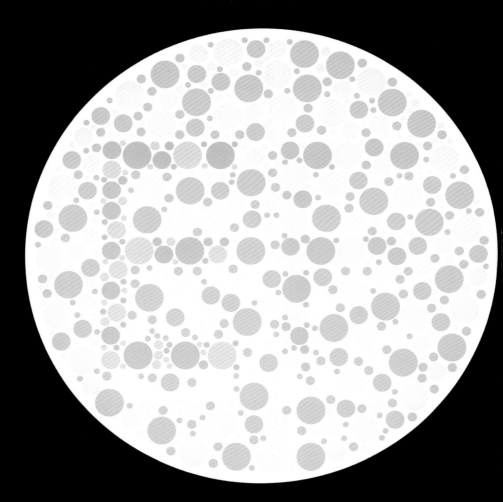

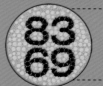

色盲自查图 47

色觉正常者应看到 **83** 和 **69**

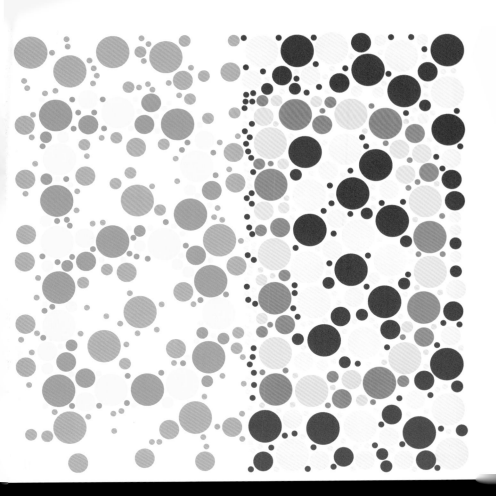

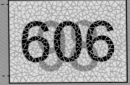

8

Colour Blindn

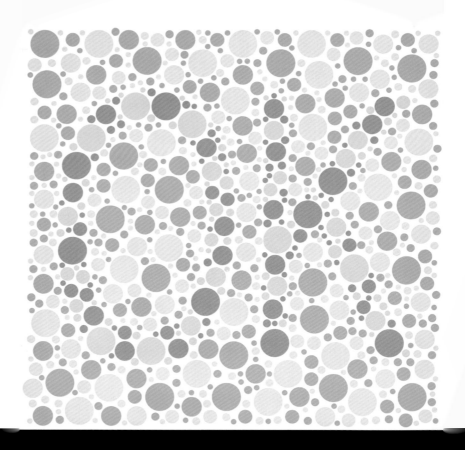

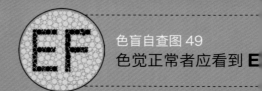

色盲自查图 49
色觉正常者应看到 **E**

查图

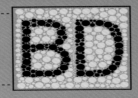

色盲自查图 52

色盲自查图 50
色觉正常者应看到 **BD**

83
Colour Blindness

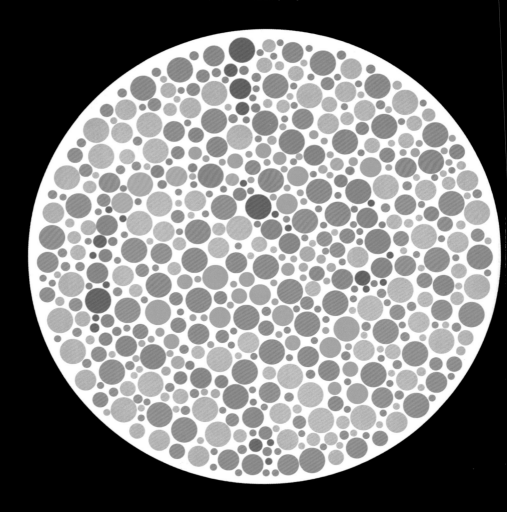

色盲自查图 51
色觉正常者应看到 OK

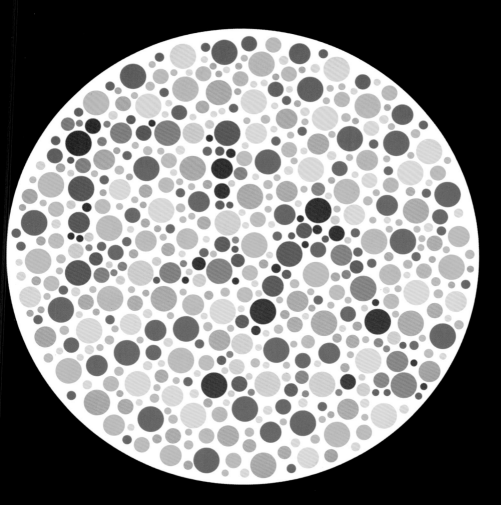

色盲自查图 52
色觉正常者应看到 **XK**

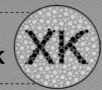

85

Colour Blindness

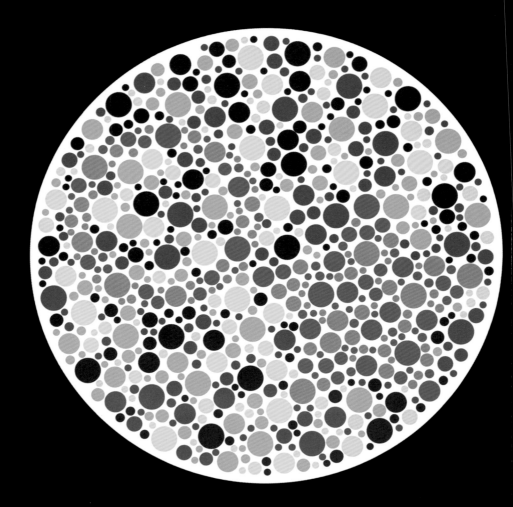

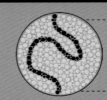

色盲自查图 53
色觉正常者应看到一条曲线

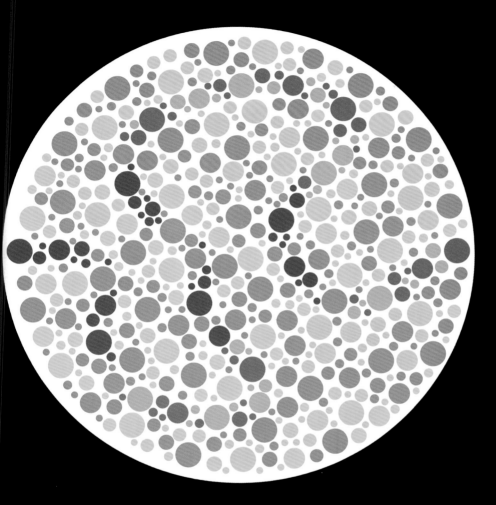

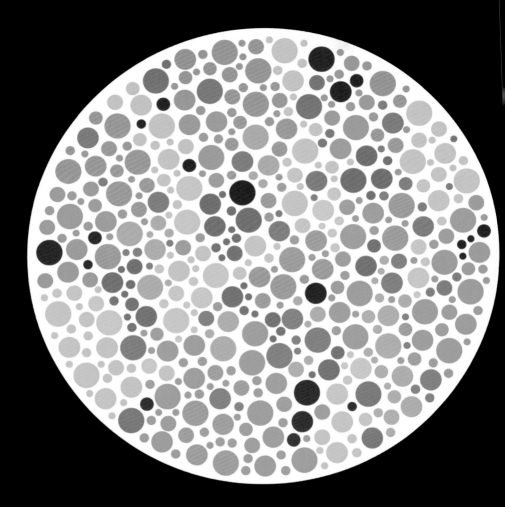

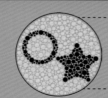

色盲自查图 55
色觉正常者应看到一个圆和一个五角星

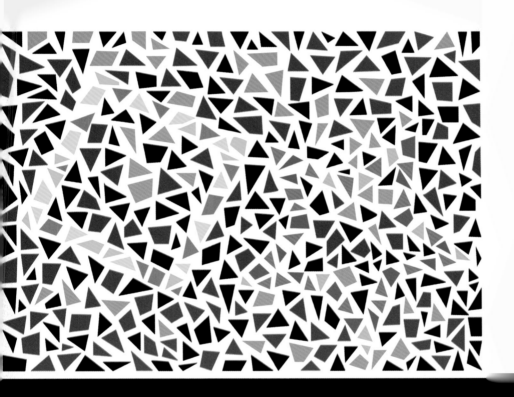

色盲自查图 56
色觉正常者应看到一条曲线

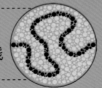

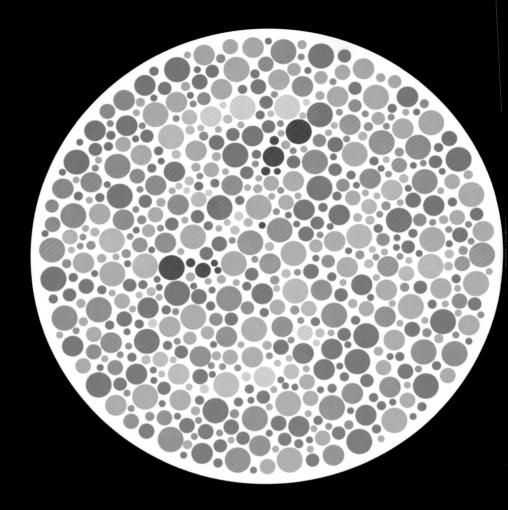

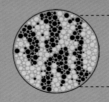

色盲自查图 57
色觉正常者应看到一些不规则的色块

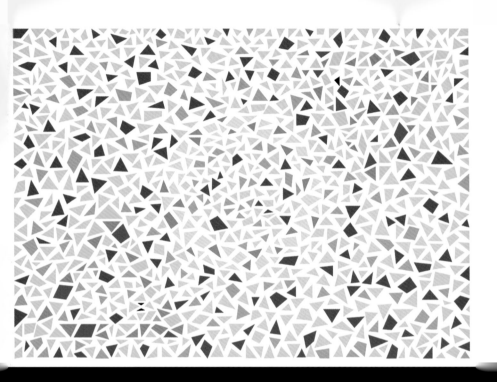

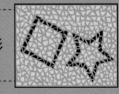

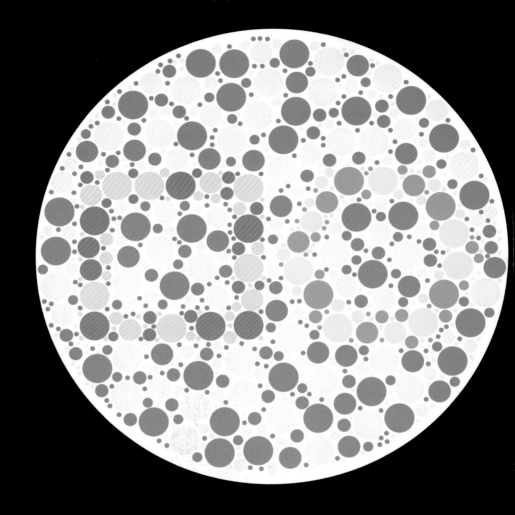

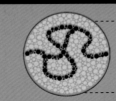

色盲自查图 59
色觉正常者应看到两条曲线

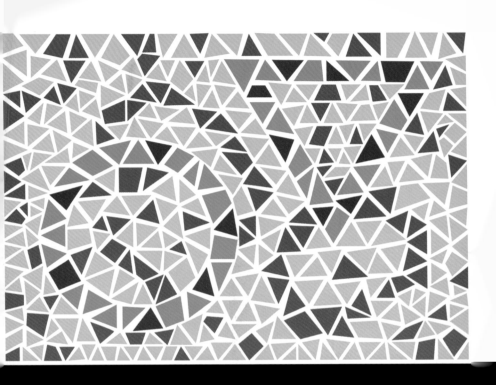

色盲自查图 60

色觉正常者应看到两个三角形
和一个圆圈

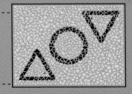

Colour Blindr

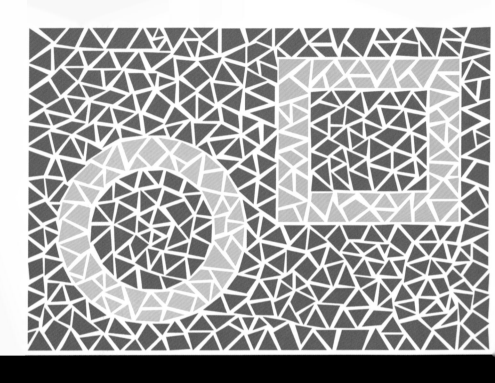

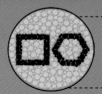

色盲自查图 61
色觉正常者应看到一个正方形和一个
六边形

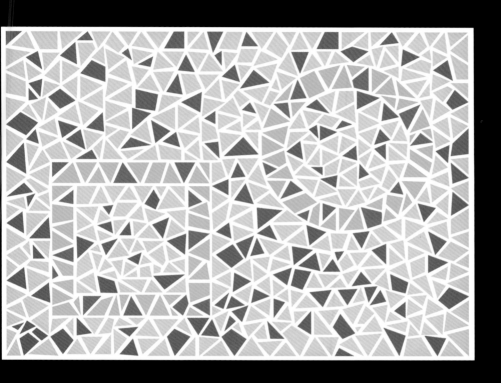

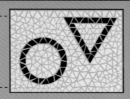

色盲自查图 62
色觉正常者应看到一个三角形
和一个圆圈

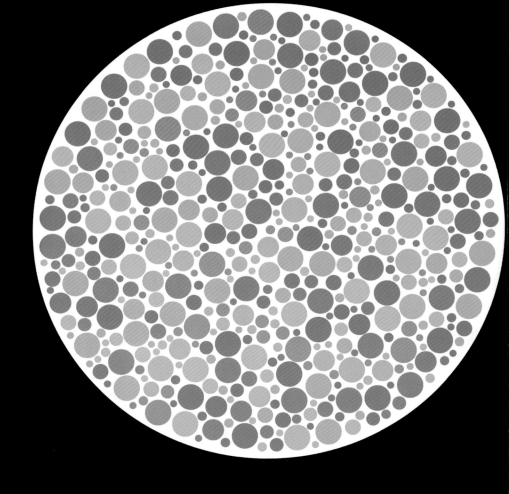

色盲自查图 63
色觉正常者应看到一个正方形
和一个圆圈

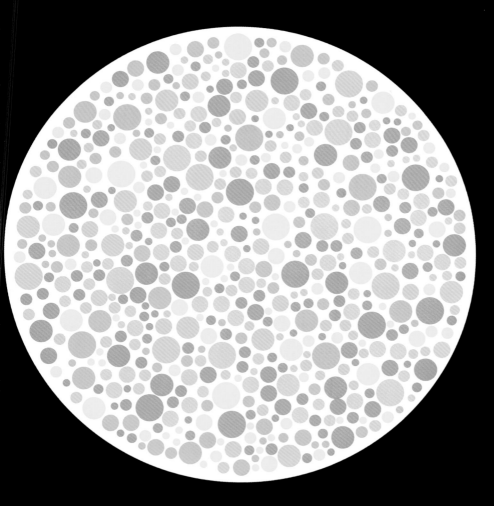

色觉正常者应看到一个正方形和
一个圆圈

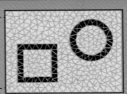

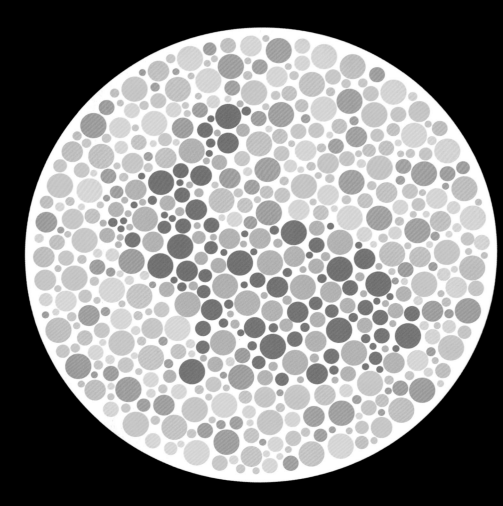

色盲自查图 65

色觉正常者应看到一条曲线

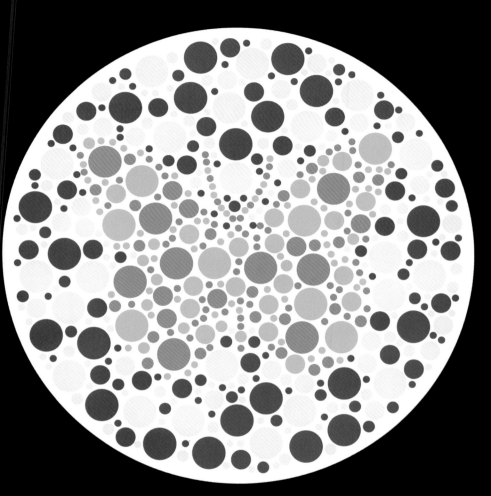

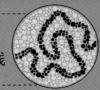

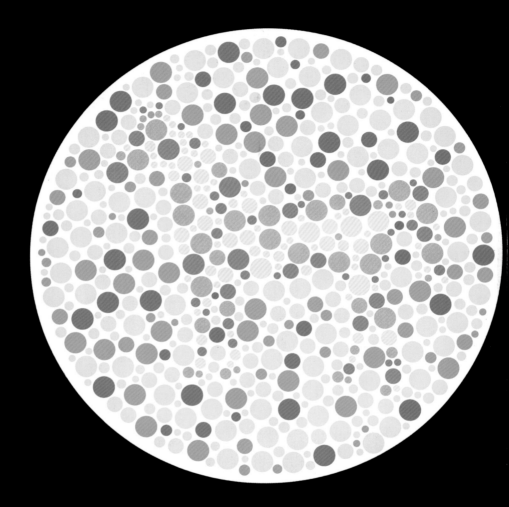

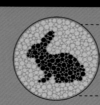

色盲自查图 67
色觉正常者应看到一只兔子

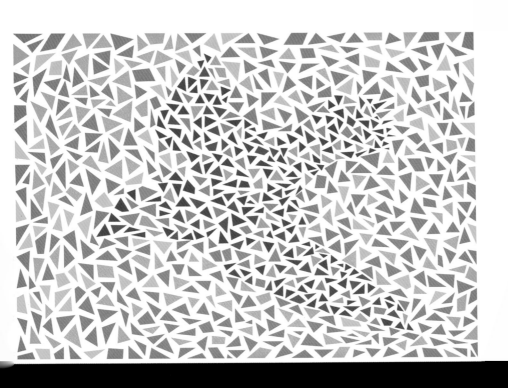

色觉正常者应看到一只蝴蝶

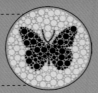

Colour Blindr

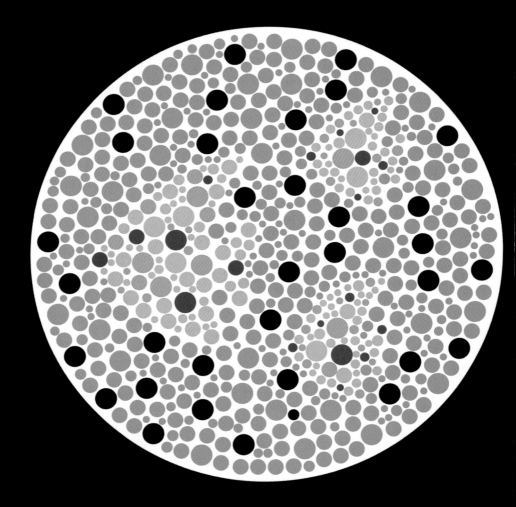

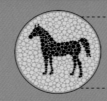

色盲自查图 69
色觉正常者应看到一匹马

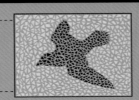

色盲自查图 70
色觉正常者应看到一只鸟

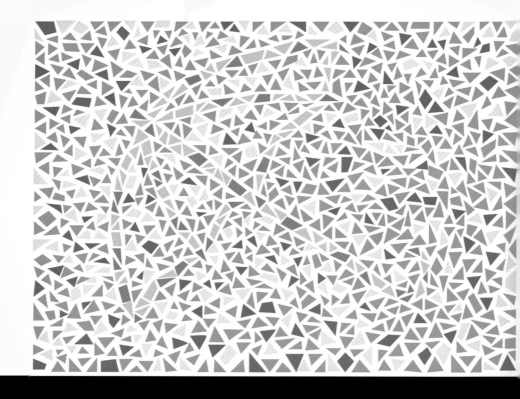

色盲自查图

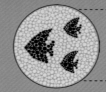

色盲自查图 71
色觉正常者应看到三条鱼

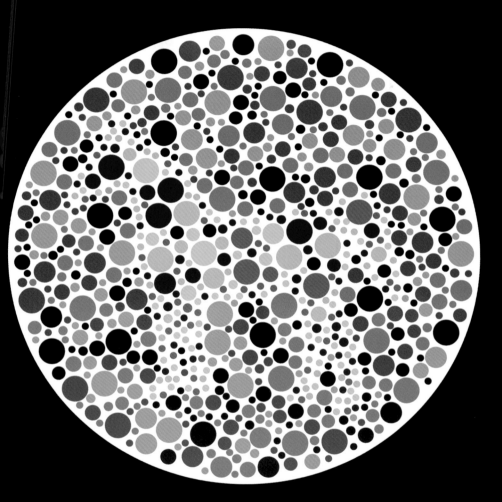

色盲自查图 72
色觉正常者应看到一只蝴蝶

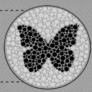

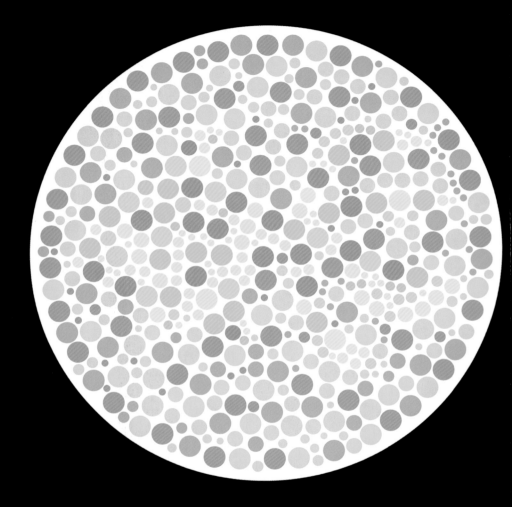

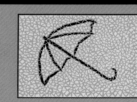

色盲自查图 73
色觉正常者应看到一把伞

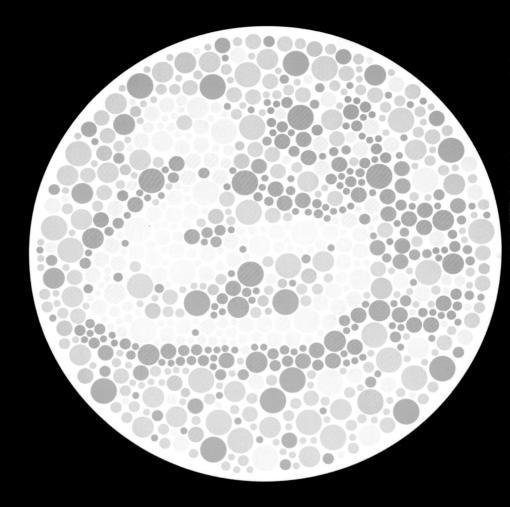

色盲自查图

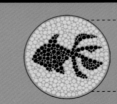
色盲自查图 75
色觉正常者应看到一条金鱼

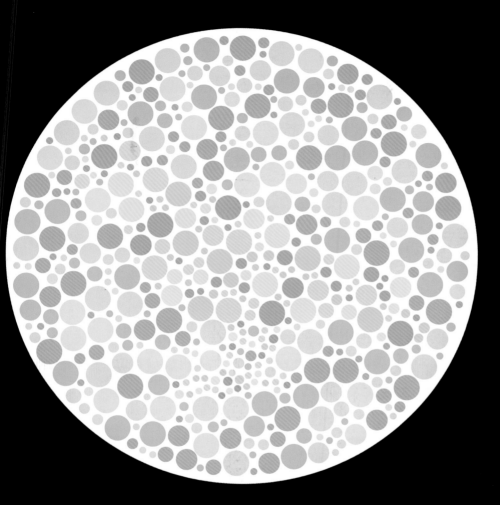

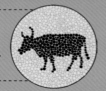

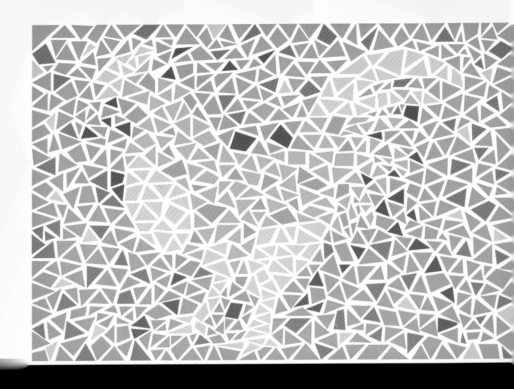

色盲自查图 77
色觉正常者应看到一只兔子和一只鸭子

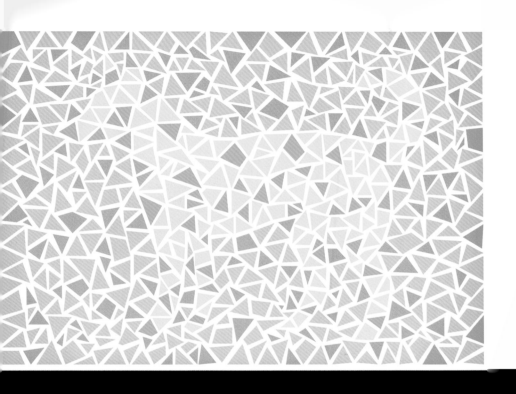

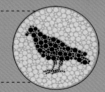

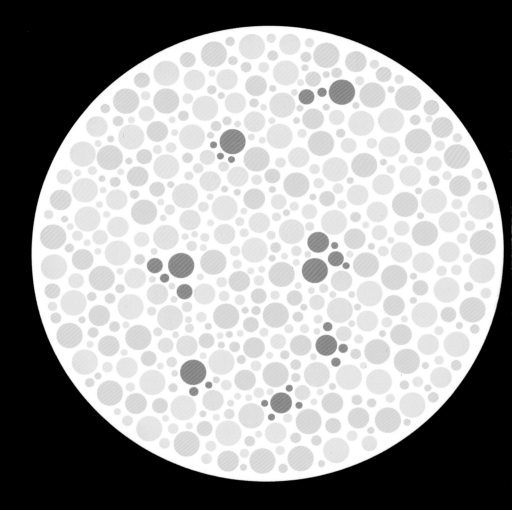

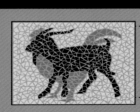

色盲自查图 79
色觉正常者应看到一只山羊和一只鸡

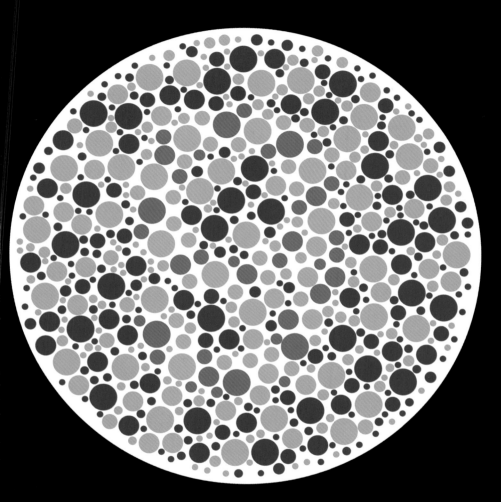

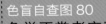
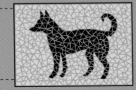

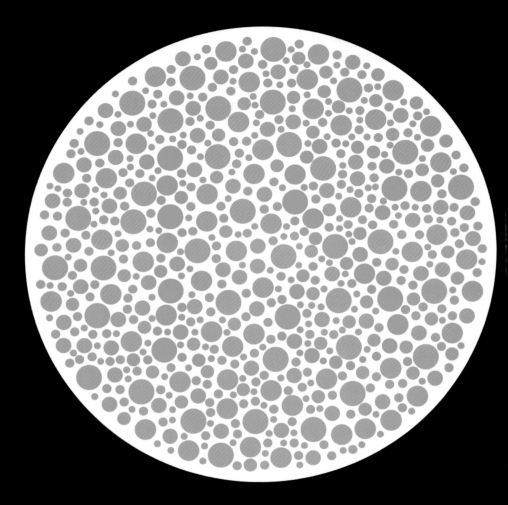

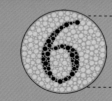

色盲自查图 81
色觉正常者应看到 6

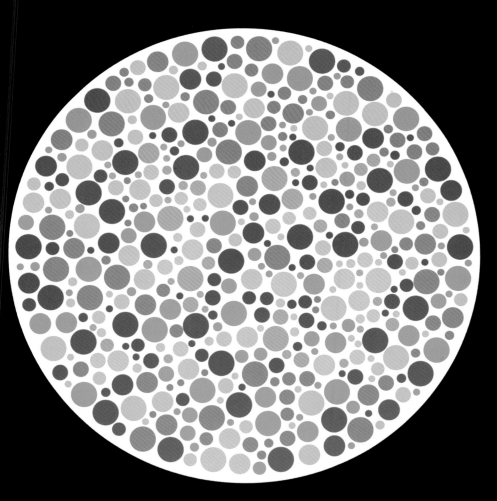

色盲自查图 82
色觉正常者应看到 **9**

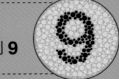

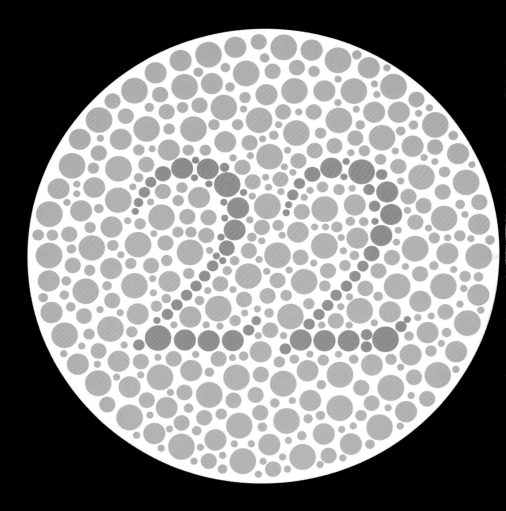

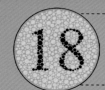

色盲自查图 83
色觉正常者应看到 **18**

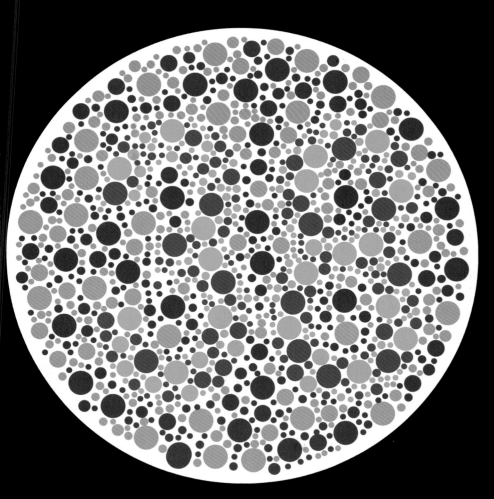

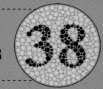

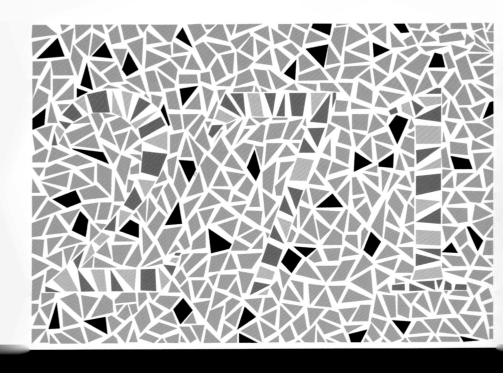

22

色盲自查图 85

色觉正常者应看到 22

色盲自查图 88

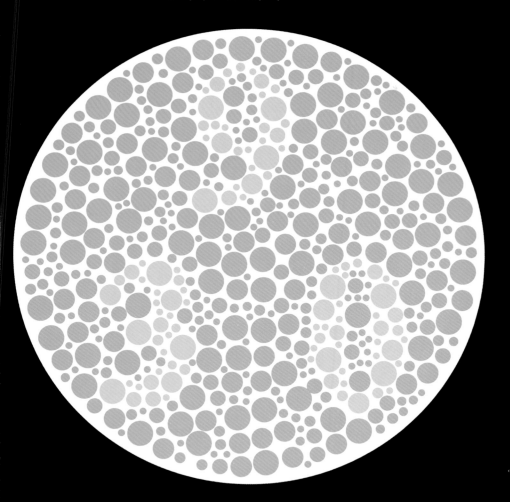

色盲自查图 86
色觉正常者应看到 **38**

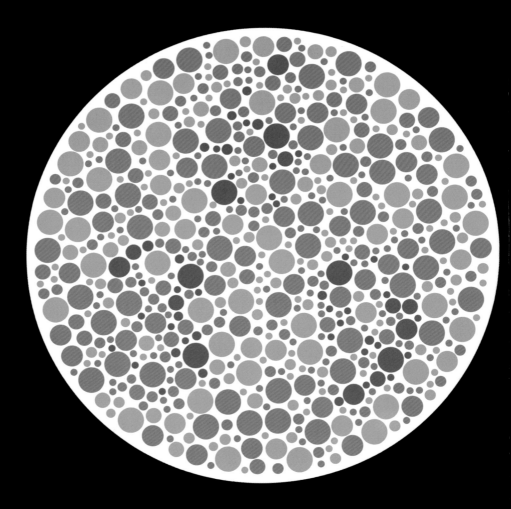

色盲自查图

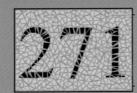

色盲自查图 87
色觉正常者应看到 **271**

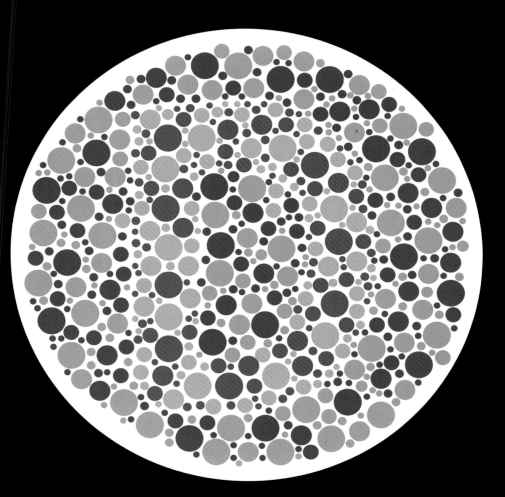

色盲自查图 88
色觉正常者应看到 9、3 和 0

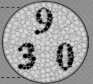

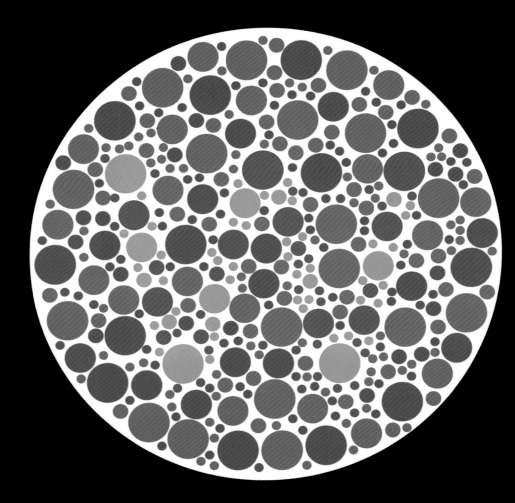

色盲自查图

色盲自查图 89

色觉正常者应看到 6、8 和 9

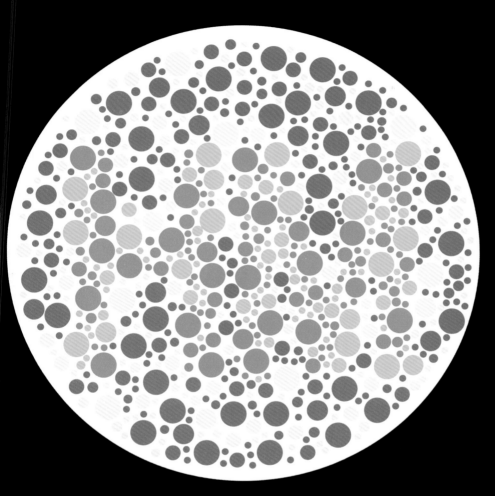

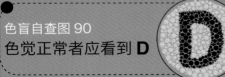

色盲自查图 90
色觉正常者应看到 **D**

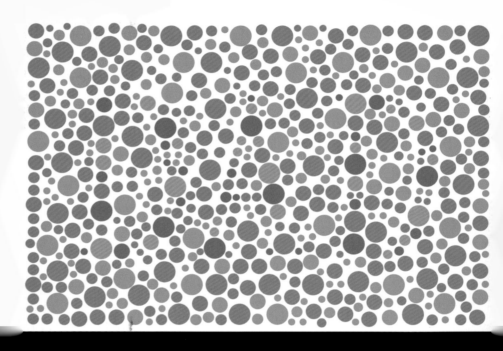

色盲自查图

色盲自查图 91

色觉正常者应看到 **W**

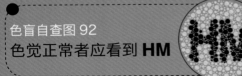

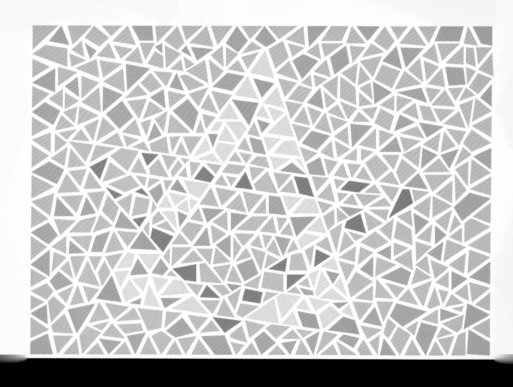

色盲自查图

DAD

色盲自查图 93

色觉正常者应看到 **DAD**

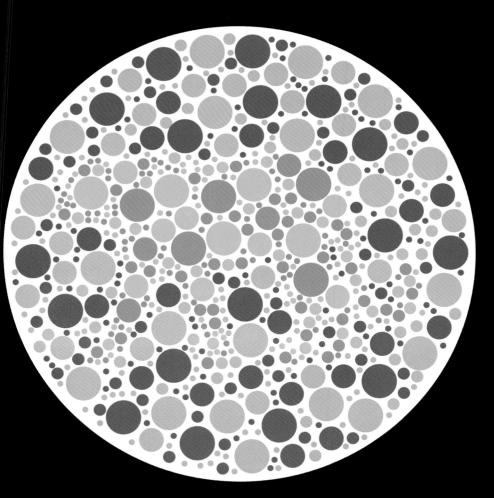

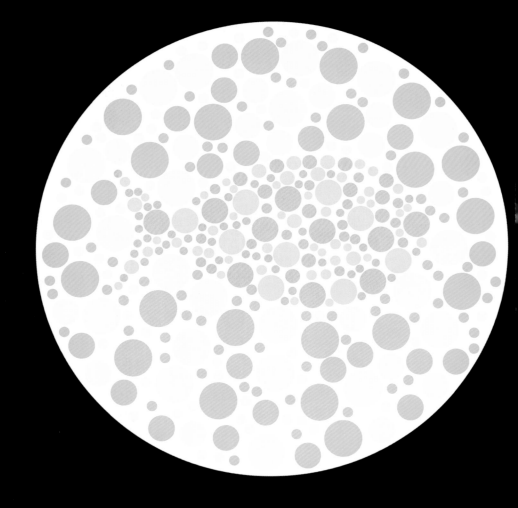

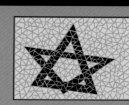

色盲自查图 95
色觉正常者应看到两个三角形

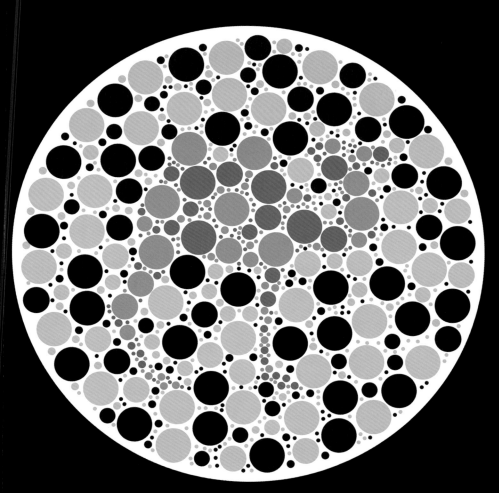

色盲自查图 96
色觉正常者应看到一只豹子

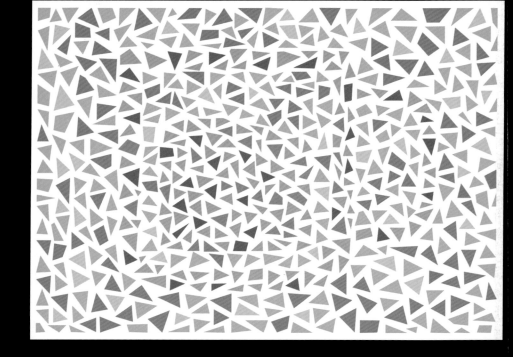

色盲自查图

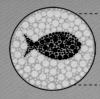

色盲自查图 97
色觉正常者应看到一条鱼

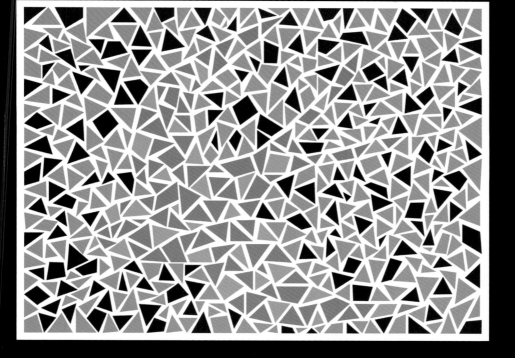

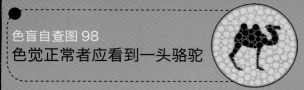

131

Colour Blindness

色盲自查图 99
色觉正常者应看到一个杯子

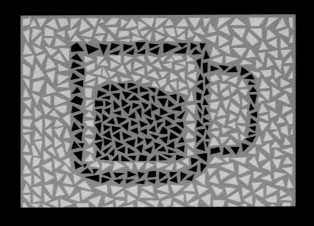

色盲自查图 100
色觉正常者应看到一只燕子或鸟

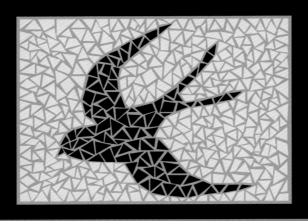

色盲自查图